DAS BUCH VOM SCHNARCHEN

Berndt Rieger

Das Buch vom Schnarchen

Kuriose Geschichten für Schnarcher
und solche, die es ertragen müssen

vgs

Bibliografische Information Der Deutschen Bibliothek
Die Deutsche Bibliothek verzeichnet diese Publikation in der Deutschen Nationalbibliografie; detaillierte bibliografische Daten sind im Internet über **http://dnb.ddb.de** abrufbar.

Redaktion: Katja Fauth
Produktion: Angelika Rekowski
Umschlaggestaltung: Sens, Köln
Umschlagbild: akg, Berlin
Satz: Greiner & Reichel, Köln
Druck: Clausen & Bosse, Leck
Printed in Germany
ISBN 3-8025-1497-1

Besuchen Sie unsere Homepage im www:
www.vgs.de

einleitung

Warum tötet die Kreuzspinne nach dem Geschlechtsakt das Männchen?
– Als Vorsichtsmaßnahme, bevor es zu schnarchen anfängt.

Im Wilden Westen gab es einen Outlaw namens John Wesley Hardin, der dadurch unsterblich wurde, dass er einen Schnarcher erschoss. Das geschah in Abilene im amerikanischen Bundesstaat Kansas im Jahre 1871. Hardin war zu dem Zeitpunkt achtzehn Jahre alt und ein Revolverheld auf der Flucht vor dem Gesetz. Er übernachtete in Abilene, einer kleinen Viehzüchterstadt, im American House Hotel. Eines Abends kehrte er etwas betrunken vom Kartenspiel in sein Zimmer zurück und wollte sich schlafen legen. Nebenan schlief jemand, der laut schnarchte. Als Hardin keine Ruhe fand, zog er seinen Revolver und gab einige gezielte Schüsse durch die Wand ab, woraufhin das Schnarchen auch prompt verstummte. Hardin sollte in seinem Leben insgesamt vierundvierzig Menschen erschießen, bis er im Alter von zweiundvierzig Jahren selbst in einem Saloon beim Würfelspiel im Kugelhagel starb. Zu diesem Zeitpunkt war er längst unsterblich geworden durch jene Nacht im Jahre 1871, als er das Problem mit dem Schnarchen so glatt und endgültig im Interesse so mancher Ehefrau löste.

Wenn der Schnarcher nicht seinen Lebenspartner quält, dann quält er fremde Menschen, vor allem in Hotels. Es gibt übrigens »gewöhnliche Schnarcher«, und dann gibt es einer amerikanischen Nomenklatur zufolge noch »heroische Schnarcher«. Der gewöhnliche Schnarcher ist im Nebenzimmer zu hören, der heroische Schnarcher im übernächsten Zimmer und darüber hinaus. Vor Jahren gab es einmal einen Fernsehbericht über eine Hotelkette, die einen Berufsschnarcher in den Zimmern Probe liegen ließ, um die Schalldichte der Wände zu überprüfen. Ich hoffe, man ging so professionell vor, einen kompetenten heroischen Schnarcher für diese Probemessungen anzuheuern, denn sonst log man sich als dermaßen serviceeifrige Hotelkette wohl in die eigene Tasche. Wenn es ein deutscher Schnarcher war, hatte er sicher die geeignete Ausbildung und konnte ein Zertifikat mit lauter Einsen im gewöhnlichen wie auch im heroischen Schnarchen vorweisen und wurde demzufolge nach Schnarchtarif Klasse II b oder dergleichen bezahlt und hatte ab dem dritten Zimmer Pensionsanspruch. Ich frage mich nur, wie die bezahlt wurden, die nebenan oder ein Zimmer weiter lagen. Nach Qualifikation oder nach Dauer des Beschäftigungsverhältnisses? Wahrscheinlich war der Schnarchzuhörer im ferneren Zimmer der Vorgesetzte des armen Kerls im Zimmer, das dem Schnarcher näher war, und schrieb dann, bevor es ans Lauschen ging, noch einen Bericht an die Stasi oder die CIA etc. Aber all das sind müßige Fragen.

Reiseberichte sind seit Jahrhunderten gespickt mit Berichten über schnarchende Hotelgäste. Man tat in dieser und jener Stadt kein Auge zu, da gerade im Nebenzimmer geschnarcht wurde. Tatsächlich ist Schnarchen so geläufig, dass man sich nirgendwo dieser Lärmbelästigung entziehen kann. Einen Lösungsvorschlag, wie man dem Schnarchen im Nachbarzimmer Herr werden kann, bietet das folgende Rätsel. Es handelt sich dabei um ein Spiel, in dem man eine Vorgabe bekommt und dann erklären soll, wie es zu der darin beschriebenen Situation gekommen ist. Die Vorgabe in diesem Fall lautet: Ein Mann sitzt im Bett. Er telefoniert, ohne ein Wort zu sagen, und hängt dann den Hörer auf. Wenn man im Lösungsteil des Rätselheftes nachliest, bekommt man folgende Antwort:

1. Der Mann befindet sich in einem Hotel. Er kann wegen eines Schnarchers nebenan nicht schlafen. Er wählt die Nummer des Nachbarzimmers, um den Schnarcher aufzuwecken, damit er selbst einschlafen kann, bevor nebenan wieder das Schnarchen beginnt. Er sagt keinen Ton, weil er nicht auf sich aufmerksam machen will.
2. Ein Schnarcher wird von einem Mann aufgeweckt, der im Nachbarzimmer wohnt und wegen der Lärmbelästigung nicht schlafen kann. Der Schnarcher hebt den Hörer ab, da sich am

anderen Ende aber keiner meldet, legt er den Hörer wieder auf und versucht wieder einzuschlafen (hoffentlich nicht zu rasch).

Von diesem Rätsel gibt es eine andere Variante in Form eines Witzes:

Ein Reisender kommt spätabends in eine Kleinstadt. Im einzigen Hotel ist kein Bett frei, außer im Zimmer eines notorischen Schnarchers.

»Es wird Ihnen nicht viel nützen«, warnt der Mann am Empfang. »Die Gäste in den umliegenden Zimmern haben sich schon beschwert, sie könnten kein Auge zutun.« »Gar kein Problem«, sagt der Reisende, »geben Sie mir ruhig das Bett.«

Am folgenden Morgen kommt er sichtlich ausgeruht zum Frühstück und der Mann am Empfang fragt ihn verblüfft: »Haben Sie denn geschlafen?«

»Wie ein Kaiser.«

»Wie haben Sie das angestellt?«

»Es war ziemlich einfach. Als ich in das Zimmer kam, schlief er schon und schnarchte. Ich ging auf ihn zu, küsste ihn auf die Wange und sagte:

›Gute Nacht, Süßer‹. Das hat ihn dann die ganze Nacht lang wach gehalten.«

Der Schweizer Autor Franz Theiler[1] ist der Frage über die Entstehung des Schnarchens in einer scherzhaften »Agenturmeldung« nachgegangen:

Endlich ist klar, warum vor allem die Männer schnarchen. In einer wissenschaftlichen Studie mit zehn Personen wurde bewiesen, dass Schnarchen unseren Urahnen zum Schutz vor wilden Tieren diente. Im nächtlichen Lager schliefen die Männer außen, Frauen und Kinder innen. Lautes Schnarchen vertrieb die wilden Tiere. Schlechte Schnarcher wurden aufgefressen und starben schließlich aus. Im Experiment mit Freiwilligen aus Kansas wurden fünf Schnarcher und fünf Nichtschnarcher in einem Safaripark im Kreis zum Schlafen angeordnet. Nach einer Woche lebten noch vier Schnarcher und ein Nichtschnarcher.

Gerade umgekehrt sieht der New Yorker Paul Niquette[2] diese Angelegenheit. In seinem Artikel »Warum alte Männer schnarchen« berichtet er über einen von Raubtieren umgebenen Menschenstamm im Urwald. Immer wieder fielen Menschen diesen Raubtieren zum Opfer, und das schwächte auf Dauer die Lebenskraft des Stammes. Nun entwickelten sich jene Stämme stärker, die am wenigsten ihrer nützlichen Mitglieder verloren. Nützlich waren junge Männer, die jagten, junge Frauen, die sammelten, und alte Frauen, die derweil die Kinder hüteten. Alte Männer hatten ihre Nützlichkeit verloren und hielten womöglich aus einem überkommenen Machtanspruch heraus noch junge Männer davon ab, sich mit jungen Frauen zu Fortpflanzungszwecken zusammenzutun. Also ließ die Evolution den alten Männern ein Gaumenzäpfchen wachsen, das sie nachts schnarchen ließ. So lockten sie zwar unfreiwillig aber in selbstaufopfernder Weise die Raubtiere auf sich und wurden zum Wohle des Stammes verspeist. In ihrer Jugend hatten sie freilich das Schnarchen an ihre Nachkommenschaft weitergegeben, das unweigerlich auch ihre Söhne im Alter schnarchen lassen und somit die Aufmerksamkeit von Raubtieren erregen würde. Heutzutage, in der Zivilisation, hat das Schnarchen als archaisches Überbleibsel meist keine tödlichen Folgen, so dass man in unseren

Städten sehr häufig ältere Männer mit blutjungen Frauen flanieren sieht. Wahrscheinlich gibt es da einige junge Männer, die sich das eine oder andere Raubtier herbeiwünschen.

Ist Schnarchen überhaupt normal? Auf den ersten Blick erscheint es als etwas spezifisch Menschliches. Es mag sein, dass alle Tiere schlafen. Die wenigsten unter ihnen, und dann eher überzüchtete Rassen wie die englische Bulldogge, schnarchen auch. Man kann das phylogenetisch aufbereiten und registrieren, dass der Mittelgesichtsbereich des Menschen im Vergleich zum Menschenaffen zurückgewichen ist. Das bedeutet, dass im Nasenrachenraum einfach weniger Platz ist. Die sich dort befindlichen Schleimhäute können schon einmal aneinander geraten und sich dabei in unfreiwillige Musikinstrumente verwandeln. Schnarchen wäre damit ein Zeichen dafür, dass man sich in Bezug auf die Entwicklung der Menschheit am weitesten vom Affen entfernt und die höchste Ausformung des Menschlichen erreicht hätte. Da aber werden die Nichtschnarcher entgegenhalten, dass eine Bulldogge womöglich eher eine Überzüchtung darstellt und das Schnarchen ein untrügliches Zeichen dafür ist, dass es mit der Menschheit bergabgehe. Faktum ist, dass durch die allgemeine Überalterung in naher Zukunft der überwiegende Teil dieser Menschheit, zumindest in Europa, schnarchen wird, denn die Alterskurve der Bevölkerung lehnt sich zumindest in Deutschland schon längst über die Durchschnittsmarke von fünfzig Jahren hinaus, ein Alter, in dem sechzig bis achtzig Prozent der Männer und ein Drittel der Frauen heute schon wissenschaftlich als Schnarcher dingfest gemacht wurden.

Love and snoring

Warum ist das Schnarchen für manche verheiratete Frauen so quälend?
– Weil es eine ständige Erinnerung daran ist, dass ihre Männer noch atmen.

Wenn Frauen nicht so friedlich wären, müsste der Schnarcher heute wahrscheinlich längst unter Naturschutz gestellt werden, und die Menschheit würde an akutem Männermangel zu Grunde gehen. Denn Schnarchen ist männlich. Es gibt zwar auch schnarchende Frauen, jedoch zehnmal weniger als Männer. Es gibt sogar schnarchende Babys! Diese armen Tröpfe werden mit einer so genannten Schnarchfalte in der Nähe des Kehlkopfes geboren, eine Fehlbildung, die man glücklicherweise chirurgisch entfernen kann, denn sonst würde der Liebesentzug bei diesen Kleinen wohl schon sehr früh einsetzen. Selbst manche Tiere sind vor dem Schnarchen nicht gefeit. Es gibt schnarchende Hunde, schnarchende Pferde, und es gibt auch die Schnarcheule, benannt nach ihrer »widerlichen, heiser kreischenden Stimme«. Diese Beschreibung in einem alten Konversationslexikon floss wohl aus weiblicher Feder, die dann allerdings etwas versöhnlicher hinzufügte: »In der Gefangenschaft wird sie sehr zahm und ergötzt durch ihre merkwürdigen Bewegungen und Grimassen.«

Merkwürdige Bewegungen und Grimassen zur Ergötzung der eigenen Ehefrau stellen wahrscheinlich den Großteil der wenigen mildernden Umstände für Schnarcher in den Augen nichtschnarchender Frauen dar. Zuerst kommt in so einer Schnarchehe das Süßfinden, dann das Ertragen und schließlich das Nicht-mehr-Ertragen mit dem Auszug des Nichtschnarchers aus dem gemeinsamen Schlafzimmer. Wohl denen, die große Wohnungen haben. Das Schlimmste am Schnarchen ist, dass es sich in die Ehebetten, in den Ort der größten Intimität, drängt und irgendwann einmal fast keine Intimität mehr zulässt. In Millionen von Schlafzimmern spielt sich allnächtlich auf der ganzen Welt dasselbe Spiel ab: Der Mann schnarcht, die Frau schnarcht nicht. Er ist der Schuldige, sie die Gepeinigte. Schnarchen ist ein großer Liebestöter, und grimmige, vom Schnarchen gefolterte Frauenhirne werden sich lahme Witze wie den folgenden ausgedacht haben:

Eine Frau wird in den Gerichtssaal gebracht. Sie soll ihren Mann ermordet haben.

Staatsanwalt: Wie wurde Ihr Mann getötet, gnädige Frau?

Frau: Er wurde mit einem Kissen erstickt.

Staatsanwalt: Haben Sie das getan?

Frau: Ja, ich war's.

Staatsanwalt: Aber gnädige Frau, warum um Himmels willen haben Sie ihn denn getötet?

Frau: Er schnarchte so furchtbar, auch Sie hätten es neben ihm nicht ausgehalten.

Dieser Witz bewahrheitete sich übrigens vor einigen Jahren in Italien, wo eine Frau als Mordmotiv das unerträgliche Schnarchen ihres Mannes angab.

Sie hatte es einfach nicht mehr ertragen und wollte dem Schnarchen ein definitives Ende setzen. In den Vereinigten Staaten wurde das Schnarchen übrigens als Scheidungsgrund schon 1971 gesetzlich anerkannt. Der Wirklichkeit abgelauscht ist folgender Dialog, der sich in einem amerikanischen Gerichtssaal ereignete:

Frage: Madam, Sie haben angedeutet, dass Sie und Ihr Mann im Bett Probleme hatten, weil er schnarchte. Stimmt das?

Antwort: Ja.

Frage: Kann man das auch so formulieren, dass Sie durchaus mit ihm geschlafen hätten, wenn er kein Schnarcher gewesen wäre?

Antwort: Ja. Was das betrifft, so haben wir ja noch miteinander geschlafen.

Frage: Dann hat das Schnarchen Sie nicht prinzipiell daran gehindert, Sex miteinander zu haben?

Antwort: Nein, schließlich war er während der in Frage kommenden Zeitpunkte wach.

Versöhnlicher ist da schon jene Fernsehwerbung, mit der eine Telefongesellschaft unlängst ihren günstigen Nachttarif anpries. Man sieht ein gut aussehendes junges Ehepaar in völliger Harmonie. Der Mann ist auf Geschäftsreise, sie sind voneinander getrennt und telefonieren abends lang. Vor Seligkeit können sie nicht aufhören, miteinander zu sprechen. Dann, anstatt aufzuhängen, legen beide die Hörer auf das Kopfkissen, das eigentlich für den abwesenden Partner bestimmt wäre. Stunden später, beide sind eingeschlafen, weckt das Schnarchen des Mannes die Frau auf, und sie pfeift in den Hörer, um das Schnarchen zu stoppen. Er hört das Pfeifen im Hörer und verstummt, worauf sie sich lächelnd umdreht und wieder einschläft. Schön, wenn man sich des störenden Geräusches so leicht entledigen kann.

Überhaupt scheint in den ersten Ehejahren das Schnarchen zwar etwas störend, doch wird es meist als liebenswerte Eigenart akzeptiert, denn schließlich ist es ja eine Äußerung des geliebten Partners. Bill Cosby beschreibt in seinem Buch »Love and Marriage« dieses Phänomen folgendermaßen:

In den ersten Jahren rührt das Schnarchen den anderen so sehr, dass er einen sanft berührt und sagt: »Liebling, du schnarchst. Natürlich macht es mir nichts aus, es klingt sogar wie eine Serenade von Mozart. Und doch haben wissenschaftliche Studien nachgewiesen, dass Schnarchen einen kleinen Schaden anrichten kann. Irgendwas mit Gehirnaushebeln durch die Erschütterungen.«

Und der Schnarcher lächelt darauf verliebt und antwortet: »Habe ich dir jemals gesagt, wie viel es mir bedeutet, von dir aus tiefem Schlaf wieder erweckt zu werden? Denn es ist ja so furchtbar, so lang zu schlafen und dabei von dir so weit weg zu sein.«

Fünfzehn Jahre später allerdings wird der Schnarcher nicht mehr sanft berührt sondern unverzüglich vom Bett auf den Boden hinabgerollt.

Die besondere Abgefeimtheit, zu der Menschen in langen Beziehungen fähig sind, hat George Bernard Shaw in seiner Erzählung »Abschied« beschrieben:

Jane sagte mit tränenerfüllter Stimme: »Wenigstens wird dich mein Schnarchen nicht mehr aufwecken.«

»Du schnarchst gar nicht, Jane«, erwiderte er. »Wir hatten da eine kleine Verschwörung am Laufen, um dir weiszumachen, du würdest es tun, nichts weiter. Freust du dich nicht darüber, dass ich es dir jetzt sage?«

Und Jane konnte es gar nicht fassen, was sie da hörte. Nach einer ganzen Weile sagte sie dann voll tiefer Überzeugung: »Ich habe es immer schon gewusst, dass ich es nicht tat. Zu denken, wie lange du diese Täuschung aufrechterhalten hast. Ich schwöre, von heute an glaube ich keinem mehr.«

Allerdings gibt es glücklicherweise auch Ausnahmen, und das Schnarchen des Partners wird auch nach mehreren Ehejahren nicht immer als etwas Störendes, Schlafraubendes und Nervenzehrendes empfunden. So schreibt zum Beispiel die amerikanische Schriftstellerin Kitty A. Mead[3]:

Mein Mann war bereits im Bett und schnarchte. Ich zog ein T-Shirt über, legte mich neben ihn und schlief ein, sobald mein Kopf das Kissen berührte. Und weißt du was? Es gab mir ein Gefühl der Sicherheit, Geborgenheit und Wärme, mit der gleichen Person länger als vierundzwanzig Jahre zusammen zu sein und zu wissen, dass dieser Schnarcher neben mir mich liebte, egal, was noch kommen würde. Weil es ihm nichts ausmacht, mich dauernd in einem zerrissenen Flanellhemd und Trainingshosen zu sehen, und weil er mich immer noch für sexy hält. Weil wir uns heute mehr lieben als vor zwanzig Jahren.

Der Schriftsteller J. D. Rummel[4] beschreibt das intime Eheleben folgendermaßen:

Ich sah sie nackt neben mir liegen. Ich wollte sie sehen, so wie sie war, und alles andere weglassen. Sie schnarchte laut wie eine Kuh. Das Make-up auf ihrem Gesicht war verschmiert. Ihr Übergewicht, das sie in bleichen Rollen auf dem Bauch und den Hüften trug, zitterte mit. Irgendwie hielt mich selbst dieses Bild gefangen. Sie erschien mir sinnlich und unbeschreiblich süß. Ich strich ihre Schulter und küsste sie leicht auf die Wange, etwas, das ihr explosives Schnarchen zu dämpfen pflegte. Ihr Haar war kräftig und steif von Haarspray. Schon der Kontakt ließ meinen Atem schneller gehen. Ich erinnerte mich an die Hitzewelle unserer Vereinigung, der Genuss zwischen unseren Körpern, die Elektrizität, die mir bis ins Hirn geschossen war.

Es gibt also differenzierte Betrachtungsweisen schnarchender Menschen. Schnarcher sind für ihre Partner nicht automatisch unattraktiv. Sie können geliebt werden, obwohl sie schnarchen. Sie können sexy sein, obwohl sie schnarchen. Natürlich vergleicht man gerne, und dann kann es einen natürlich zum Wahnsinn treiben, in Film und Fernsehen dauernd glückliche Paare zu sehen, die ineinander verschlungen mit seligem Lächeln daliegen, stundenlang. Sie schlafen lautlos wie Kätzchen und ertragen dabei die verrenktesten Haltungen, ohne dass ihnen der Arm einschläft. Die Haare dieser Fernsehmenschen sind gekämmt, ihre Lippen glänzen, und sie liegen in Löffelchenstellung da wie Puppen und sind nur glücklich. Sie schnarchen nicht. Sie essen und trinken nicht. Sie sind nicht erschöpft, nicht gereizt und nicht neurotisch. Doch man sollte nie vergessen, dass sie Schauspieler sind, die diese Szene für gutes Geld so lange mitmachen, bis das Bild im Kasten ist. Die Realität zeigt, dass gerade bei diesen Menschen dann nachts, wenn sie ausgepumpt vom Dreh nach Hause kommen, Deckenklau und Territorialkämpfe im Bett zur Tagesordnung gehören. Gerade diese Models haben dann mieses Haar, sehen gar nicht mehr so perfekt aus und klagen über rasende Kopfschmerzen, Rückenschmerzen, Schwindel, Bauchweh, Unterleibskrämpfe. Manchmal müssen sie eine Unzahl von Polstern in einer strengen Ordnung aufhäufen, da sie sonst überhaupt nicht schlafen können. Dann wieder liegen sie frühmorgens wach und heulen oder sie schlafwandeln, oder sie führen nächtelange Gespräche mit irgendwelchen Freundinnen. Es gibt auch geräuschempfindliche Männer, die sich stundenlang im Bett umdrehen, weil irgendwo im Haus ein Hahn tropft, ein Mensch umherläuft, ein Fernseher ein- und ausgeschaltet wird oder jemand heimkehrt. Die sehen nachts auch unmöglich aus, selbst wenn sie tagsüber irgendwelche Brokerstars sind, die einen Porsche fahren und Kokain schnupfen. Sie finden es genauso schwierig, in ihren Designerbetten mit der Designerbettwäsche in Designerpyjamas zu liegen und aneinandergeschmiegt mit ihren Modelfreundinnen zu schlafen. Diese Beispiele kann man ins Unendliche fortsetzen. Die Nacht und die Nachtruhe sind selten so harmonisch und unabdingbar wie man das erwartet. Es gibt wenig ruhige Schlafstätten, und es gibt wenige Körper, die so rasch und problemlos abspannen können, dass sie einfach ins Schlafzimmer gehen, sich hinlegen und einschlafen. Und weil das so ist, ist das Schnarchen eines Partners oft der Tropfen, der das Fass zum Überlaufen bringt. Doch sollte man immer wieder, wenn man sich dann diesem Schnarchen mit zerwühlten Haaren, ungeschminktem Gesicht und in graugewaschenem T-Shirt kampfbereit gegenüberstellt, Folgendes bedenken: Wenn jemand neben dir liegt, der schnarcht, so liegt er immerhin neben dir. Sein Schnarchen ist das Zeichen seiner Anwesenheit, und deshalb sollte es Musik für dich sein. Ist das Schnarchen einmal nicht mehr da, spielt die Musik woanders, und du bist wieder mal allein.

Allerdings verändert sich das Verhältnis zwischen Schnarcher und Nichtschnarcher nach mehreren Ehejahren. Die Freude über die Nähe und Geborgenheit weicht nach und nach, und die ständige nächtliche Lärmbelästigung ruft immer öfter einen gewissen Unmut hervor. Von Ponce de Leon, dem Entdecker Floridas, weiß man, dass er im Alter den Jungbrunnen suchte. Dazu merkte seine Frau einmal an: »Wenn du schon versuchst, jünger zu werden, dann schlage ich vor, du wirst drei Jahre alt. Such dir in jedem Fall ein Vorschnarchalter aus.«

Auch der folgende Witz spiegelt die Verzweiflung des nichtschnarchenden Partners wider, der tagaus, tagein und nicht nur des Nachts mit dem quälenden, und in manchen Situationen auch peinlichen Geräusch konfrontiert wird.

Ein Ehepaar geht jede Woche in die Kirche. Dabei schläft der Mann jedes Mal während der Predigt ein und beginnt dabei laut zu schnarchen. Das ist seiner Frau unendlich peinlich, so dass sie eines Tages beschließt, am Sonntag eine Stecknadel mit in die Kirche zu nehmen, um ihren Mann, für den Fall, dass er während der Predigt wieder einschlafen sollte, mit einem Stich aufzuwecken.

Am folgenden Sonntag schläft ihr Mann während der Messe wie üblich ein. In dem Augenblick, als der Priester die Gemeinde fragt: »Wer hat die Erde in sechs Tagen geschaffen und ruhte am siebenten Tag?«, sticht die Frau ihren Mann, und er springt auf und schreit: »Oh Gott!«

Ein wohlwollender Blick des Priesters trifft das sonst so schweigsame Schäfchen. »Ja, das stimmt«, lobt er ausdrücklich und fährt dann in seiner Predigt fort. Es dauert nicht lange, da beginnt der Mann wieder zu dösen. Er wird immer müder, und seine Frau merkt, dass er bald wieder zu schnarchen beginnen wird. Also nimmt sie die Nadel und sticht wieder zu. In dem Augenblick hat der Priester seiner Gemeinde die Frage gestellt: »Und wer starb auf dem Kreuz und rettete uns vor der ewigen Verdammung?« Da springt der Mann erneut vor Schreck und Schmerz in die Höhe und schreit: »Jesus Christus!«

Die Freude des Priesters könnte nicht größer sein. Der neu entdeckte fromme Eifer des ansonsten so in sich versunkenen Mitglieds der Glaubensgemeinde macht ihm die größten Hoffnungen. »Auch das stimmt«, sagt er voller Freude, und mit einem Seitenblick auf die anderen Mitglieder in der Gemeinde setzt er mit großem Enthusiasmus seine Predigt fort.

Der Mann tut nun so, als schlafe er wieder ein. Tatsächlich aber nimmt er seine Frau genau ins

Auge. Als der Priester an eine Stelle kommt, an der er die Gemeinde befragt: »Was sagte Maria zu Joseph, als Jesus geboren war?«, will sie wieder zustechen. Bevor es ihr aber gelingen kann, springt ihr Mann in die Höhe und schreit: »Wenn du das verdammte Ding noch einmal in mich hineinsteckst, breche ich es in Stücke!«

Aber auch einen versöhnlicheren Witz habe ich gefunden:

Ein Ehepaar hat einen schnarchenden Hund. Nachdem das Tier sie Nacht für Nacht wach gehalten hat, geht die Frau zu einem Tierarzt und fragt ihn, was sie gegen das Schnarchen tun kann. Er gibt ihr den Rat, eine Schleife um die Hoden des Hundes zu binden. Im Zweifel, ob sich der Tierarzt einen Spaß erlaubt hat, verlässt sie die Tierarztpraxis. Am gleichen Abend, kurz nachdem sie zu Bett gegangen ist, beginnt der Hund wieder zu schnarchen. Sie wirft sich hin und her, legt das Kissen über ihren Kopf und steckt sich die Finger in die Ohren. Es hilft alles nichts. Schließlich schaltet sie das Licht ein und kramt in ihrem Nähkasten nach einer Schleife. Sie bindet dem Hund die Schleife um die Hoden und tatsächlich: Er hört prompt zu schnarchen auf. Sie kann ihr Glück nicht fassen, geht freudig ins Bett und schläft ein.

Spätnachts kommt ihr Mann nach Hause. Er hat mit Freunden noch einen getrunken, steigt lautstark ins Bett, schläft ein und beginnt laut zu schnarchen. Die Frau liegt wach und überlegt. Als das Schnarchen nicht aufhört, kommt ihr die Idee, dass die Schleife könnte auch hier helfen könnte. Also kramt sie wieder in ihrem Nähkasten, findet ein weiteres Schleifchen, bindet es vorsichtig ihrem Mann um die Hoden und tatsächlich: Es wirkt auch bei ihm! Den Rest der Nacht schläft sie ruhig und ungestört.

Am nächsten Morgen wacht ihr Mann ziemlich verkatert auf. Er stolpert ins Badezimmer und stellt sich vor die Kloschüssel. Dabei bemerkt er, dass sein Intimbereich mit einer roten Schleife verziert ist. Verwirrt kehrt er in das Schlafzimmer zurück. Dort liegt der Hund auf dem Boden und hat seinerseits den Intimbereich mit einer blauen Schleife verziert. Absolut konfus kratzt er sich am Ohr und überlegt. Schließlich sagt er zu dem Tier: »Was immer das war, wo wir gestern waren, Bello: Ich habe dafür den ersten und du den zweiten Preis erhalten.«

Dass Frauen seltener schnarchen, ist genauso ungerecht wie die Tatsache, dass Frauen auch nicht rülpsen oder furzen. Ein Schalk, der anmerkt: Kein Wunder, dass sie sich immer so aufregen müssen, sie würden sonst explodieren. Nein, das Schnarchen eines Ehepartners ruft eine schwere Gesundheitsstörung auch beim nichtschnarchenden Ehepartner hervor. Die renommierte Mayoklinik stellte in einer Untersuchung fest, dass nichtschnarchende Ehepartner von Schnarchern jede Nacht eine Stunde Schlaf verlieren und durchschnittlich dreiundzwanzig Mal in einer Stunde von den Geräuschen aufwachen. Das Resultat ist ein gestörter, oberflächlicher Schlaf, der keine Erholung mehr zulässt. Das führt zu Konzentrationsstörungen, Unaufmerksamkeit und übler Laune und unterminiert oft die beste Beziehung.

Eine rühmliche Ausnahme stellt die Britin Julie Switzer dar. Anlässlich ihres vierzigjährigen Ehejubiläums mit einem weltbekannten Schnarcher wurde die 61-Jährige von ABC News interviewt. Dort erzählte sie, dass sie anfangs geglaubt hätte, dass alle Männer im Schlafzimmer wie eine Kreissäge klingen. Nachdem innerhalb von zehn Jahren acht Nachbarn aus Nebenhäusern (!) ausgezogen waren, weil sie das Schnarchen ihres Mannes nicht mehr ertragen hatten, und als selbst Stewardessen damit begonnen hatten, ihren Mann bei Flügen aufgrund seines Schnarchens aufzuwecken, hatte Julie endlich genug. Sie meldete ihn zu einem Wettbewerb an, den eine Tageszeitung unter dem Titel ausgeschrieben hatte: Wer ist der am lautesten schnarchende Ehemann in England? Mel Switzer, ein einfacher Taxifahrer, gewann diesen Wettbewerb mit Bravour und wurde als lautester Schnarcher in das Guinness-Buch der Rekorde eingetragen. Sein Schnarchen war so laut, dass es Spitzenwerte von 92,3 Dezibel erreichte, lauter als eine Polizeisirene oder ein beschleunigendes Motorrad. Julie und ihr Mann bereisten aufgrund seiner Popularität die ganze Welt. Im japanischen Fernsehen wurde ihr Mann als Schnarcher erst der Öffentlichkeit präsentiert, nachdem man mittels Messung der Hirnströme überprüft hatte, dass es sich tatsächlich um eine Laune der Natur und nicht um Betrug handelte. Wie aber kam es, dass seine Frau es vierzig Jahre lang mit ihm aushielt? Mel Switzer erklärte das so: »Es ist ganz einfach: Meine Frau und ich lieben uns, und sie ist auf einem Ohr taub.«

Die Geschichte des Schnarchens

Sieh die Bäume hinter Bäumen,
Wie sie schnell vorüberrücken,
Und die Klippen, die sich bücken,
Und die langen Felsennasen,
Wie sie schnarchen, wie sie blasen.

Goethe, Faust I

Das Schnarchen hat die Menschheit wohl schon immer irritiert. Der Abergläubische vermutete im Schnarcher einen Dämon. Abt Richalm von Schönthal schrieb: »Wenn jemand schnarcht, so schnarcht ein Dämon aus ihm heraus.« Wenn ein Pferd nachts schnarchte, sah es angeblich den Tod. Merkwürdiges ist in einem alten Buch zu lesen: »Welcher ein Weib sihet, das Feuwer für seinen Schinbeinen zudecket, der wirdt des Nachts schnarchen.« Wer also eine Frau voller Verlangen anblickte, schnarchte offenbar bald darauf »wie Dunder im Holzapfelstrauche«. Von voyeuristischer Erregung erfüllt und eingeschlafen schnarchte er »wie a Waldesel« oder ein »Mertzengaul«, er »schnarchlete wie ein Rübehengst«, er blubberte im Schlaf, »als ob Erbsen kochten«, oder »sägte den ganzen Wald ab«. Aber all das half ihm wahrscheinlich wenig, denn der Volksmund weiß auch: »Einem schnarchenden Fuchs kommt keine Beute zwischen die Zähne.«

Schon die alten Römer kannten das Sprichwort NARE RESONANTES INTERDUM SUNT VIGILANTES – Nicht jeder, der schnarcht, schläft auch.

Auch Giacomo Casanova nahm das Schnarchen einmal als Vorwand, um im wilden Treiben eines typischen venezianischen Maskenballes ungestört Beobachtungen tätigen zu können. Er hatte sich im Kostüm eines Pierrots eingeschlichen und zog durch die Seltenheit dieser Verkleidung die allgemeine Aufmerksamkeit auf sich. Nachdem er mit einer Frau im Kleid der Kolumbine getanzt und durch sein gespieltes Ungeschick allgemeine Heiterkeit hervorgerufen hatte, tanzte er mit großem Eifer ein Menuett und zwölf Forlanas. Dann warf er sich atemlos auf ein Sofa, schloss die Augen und »schnarchte, worauf jeder den Schlaf des Pierrots respektierte«. Die Anwesenden aber wussten: NARE RESONANTES INTERDUM SUNT VIGILANTES.

Natürlich gibt es das willkürliche Schnarchen als Gemütsausdruck oder Lautsprache im Wachzustand. Früher konnte es im Mittelmeerraum schon einmal zum Ausdruck öffentlicher Missbilligung oder Abwehr werden. Darauf bezieht sich wohl das obskure spanische Sprichwort RONCALDE, QUE DEL ALMANDRA VIENE – Schnarcht ihn an, er kommt vom Thunfischfang! Offenbar waren in Südspanien die Thunfischfänger vor allem Vagabunden und gesellschaftliche Außenseiter, die immer dann, wenn sie sich unter die gute Gesellschaft mischen wollten, von dieser angeschnarcht wurden und sich wahrscheinlich danach sehnten, auch einmal so fein und kultiviert sein zu können, um ihrerseits Außenseiter anzuschnarchen. (Vorsicht, übrigens, bei solchen Gelegenheiten vor einem Rhonchusspasmus. Dabei handelt es sich um einen bei Hysterie auftretenden krampfhaften Schnarchanfall.)

Zum Thema NARE RESONANTES INTERDUM SUNT VIGILANTES zählt auch das »gelassene Schnarchen«. Im alten Rom scheint es üblich gewesen zu sein, das Schnarchen als eher unmännlich einzustufen. So setzte Cato einmal einen römischen General mit den Worten herab: »Sein Schnarchen ist lauter als sein Schlachtruf.« Interessant in dem Zusammenhang ist, was der Dichter Plutarch in seiner Lebensbeschreibung eben dieses Cato, der das Schnarchen offenbar so verachtete, festgehalten hat.

Am Abend vor seinem Freitod begab sich Cato in seine Schlafkammer. Seine Angehörigen und Untertanen umgaben ihn heulend und zähneknirschend, denn sie wussten, dass ihm nur der Selbstmord blieb, um den Häschern des Kaisers zu entgehen. Nachdem er alle der Kammer verwiesen hatte, brachte ihm ein kleiner Junge sein Schwert. »Cato nahm es, zog es aus der Scheide und prüfte es. Als er sah, dass die Spitze gut zugeschliffen war, sagte er: Jetzt bin ich mein eigener Herr. Dann legte er das Schwert zur Seite und begann zu lesen. Danach schlief er so tief, dass sein Schnarchen bis vor die Kammer zu hören war.« Am folgenden Morgen stieß er sich das Schwert in die Brust. Wir verstehen: Keineswegs litt Cato in dieser Nacht in Erwartung seines Freitods, gequält von Zweifeln, schlotternd vor Angst, unter Schlaflosigkeit. Nein, er schlief den Schlaf des Gerechten. Da aber die gelassenen ruhigen Atemzüge eines Schlafenden nicht vor die Kammer gedrungen wären, schnarchte er, um der Nachwelt seine Kaltblütigkeit zu beweisen. Man sollte von ihm bis in alle Ewigkeit sagen können: Der Typ war cool und schnarchte bis zuletzt. Und doch dachten wahrscheinlich heimlich alle: NARE RESONANTES INTERDUM SUNT VIGILANTES.

Das Vorbild des großen Cato mag einen der späten römischen Kaiser, Marcus Otho, dazu verführt haben, seinen Freitod auf ähnliche Weise zu gestalten. Dieser Mann, von dem Plutarch anmerkt, er habe »nicht besser als Nero gelebt und doch weit edler geendet«, wird ehrfürchtig beschrieben, wie er am frühen Morgen ins Schwert stürzte nach einer Nacht, in der er »von einem so tiefen Schlaf befangen war, dass ihn die Offiziere vor der Schlafkammer schnarchen hörten«.

Nun, wir wissen es besser. NARE RESONANTES etc.

Im Schrifttum der alten Griechen wird das Schnarchen häufig gleichgesetzt mit Pflichtvergessenheit. Der Schnarcher entzieht sich einer unerträglichen Welt und zieht dabei den Neid der Wachgebliebenen auf sich. Schon in einer der frühesten erhaltenen Schriften, der Komödie »Die Wolken« aus dem Jahre 419 v. C., lässt der Dramatiker Aristophanes gleich in der ersten Szene einen Schlaflosen klagen: »Oh ihr Götter! Geht diese Nacht nie zu Ende? Wird es denn nicht mehr Tag? Der Hahn hat schon lange gekräht, und meine Sklaven schnarchen immer noch! Ah! Ah! Früher war das anders. Verfluchter Krieg! Hat er mir nicht genug geschadet? Nicht einmal meine Sklaven darf ich mehr züchtigen. Und besonders dieser Bursche da, wickelt sich in fünf Decken ein und schläft jede Nacht, komme was wolle, gnadenlos durch! Wie herrlich wäre das, wenn man einmal so könnte wie er: sich einfach zusammenkuscheln und schnarchen.«

Der Neid auf den, der sich schnarchend der Realität entziehen kann, wird auf dem Schlachtfeld zu kalter Schadenfreude. Wer hier schnarchend schläft, verspielt sein Leben. Das war der kleine bittere Triumph einer Horde viel geplagter Trojaner, die gerade ihre Stadt an das griechische Heer verloren hatten. Was Homer etwa 900 v. C. nicht beschrieben hatte, nämlich die Perspektive der Verlierer, holte der römische Dichter Virgil etwa im Jahre 20 v. C. in seiner »Äneis« nach, da sich die Römer als direkte Nachkommen jenes trojanischen Prinzen sahen, der im letzten Moment mit seinen Getreuen aus der brennenden Stadt geflüchtet war. »Sie kamen über die Gräben bis zu den umgestürzten Zelten mit den Leichen ihrer stolzen Feinde. Pflichtvergessen fanden sie ihre Wächter auf dem Boden verstreut liegen. Sie hatten sich den Bauch voll geschlagen, lagen betrunken mit Wein auf dem Rücken und schnarchten.« So ereilte die schlafenden Gegner der Tod, denn es wurden ihnen, während sie schnarchten, die Kehlen durchgeschnitten.

Allseits bereit zu sein und keinesfalls zu schnarchen, das war damals der Vorsatz von Christen wie von Heiden. Der Hunnenkönig Attila, der zu Zeiten der Völkerwanderung Europa in Schrecken versetzt hatte, schlief und schnarchte, als ihn der Tod auf dem Felde ereilte. Aber auch die frühen Kirchenväter warnten ihre Schäfchen: »Ihr schläft und schnarcht, ihr lästert Gott nach Gutdünken.« Das Schnarchen als Ausdruck der Pflichtvergessenheit wandelt sich im Mittelalter zum Zeichen der Erdverbundenheit. Schnarchen ist wenig heldenhaft und befällt die, die dem Ruhm oder der Seligkeit am fernsten sind. Ein schnarchender Ritter ist undenkbar, das Schnarchen ist die Eigenschaft von Riesen oder Drachen. Erst in Geoffrey Chaucers »Canterbury Tales«, die das Ende des Mittelalters markieren, lobt ein Wallfahrer die Wirkungen des Weins, von denen das Schnarchen neben der Müdigkeit und den Trugbildern eine eher willkommene Folge darstellt. Man gibt sich dem Lebensgenuss hin, indem man gut isst und trinkt und dann in einen tiefen, angenehmen Schlaf verfällt. Schnarchen kann aber auch für potenzielle Übeltäter ein Anzeichen mangelnder Wachsamkeit des Opfers sein und sozusagen als Hinweis dienen, dass die »Obrigkeit schnarcht«. Ebenfalls in den »Canterbury Tales«, in der »Geschichte des Vogts«, wird von einem Müller erzählt, der so reichlich dem Bier zugesprochen hatte, dass er »im Schlaf schnaubte wie ein Pferd und dabei des eigenen Schweifes nicht mehr gewahr war«. Seine Frau, nebst ihrer schönen Tochter, stimmte in den »Gesang« ein, und zwar so kräftig, dass man sie eine Achtelmeile weit hören konnte. Es war der Familienchor, der zwei junge Männer, die unter demselben Dach übernachteten, am Schlaf hinderte. Der Müller hatte sie tags zuvor übervorteilt, und so beschlossen sie mit der abscheulichen Rationale, das Gesetz erlaube einem, der einen Schaden erlitten hat, sich schadlos zu halten, sich zu den schnarchenden Frauen zu schleichen. Jener, der die Müllerin dann »nachdrücklich und tief wie ein Tollwütiger mit seinem Stachel« bedachte, erfuhr von ihr als Gegenleistung auch, wo das gestohlene Mehl versteckt worden war – Schnarchen als Katalysator ausgleichender Gerechtigkeit.

Der Spanier Miguel Cervantes hat nicht nur den ersten Roman der Geschichte verfasst, sondern auch das klassische Gegensatzpaar eines Ritters und seines Knappen entworfen. Heute gilt dieser Roman als erstes modernes literarisches Werk, da es den Heldenmythos zwar darstellt, ihn aber zugleich lächerlich macht. Es ist undenkbar, dass Don Quixote schnarcht, denn dazu ist er zu hochgewachsen, idealistisch und vergeistigt. Sancho Pansa aber, der ihn an praktischer Intelligenz und Witz weit übertrifft, ist ein leidenschaftlicher Schnarcher. Wann immer es etwas zu tun gibt, muss er erst einmal von seinem Herrn aufgeweckt werden. Er mag mitunter träge sein und zu allen Tages- und Nachtzeiten schlafen während sein Herr auf große Taten sinnt – bei aller scheinbaren Faulheit aber agiert er schneller und effektiver als sein Herr. Es ist wie in der Fabel mit dem Hasen und dem Igel: Der Schläfer ruht sich deshalb aus, weil er mit Geistesgegenwart und Kräfteeinteilung zu leben versteht. Er schnarcht erst dann, wenn er sein Tagwerk durch gezielte Arbeit bereits erfüllt hat oder nichts Sinnvolles zu tun findet. Tatsächlich muss es entsetzlich langweilig gewesen sein, Knappe eines Ritters zu sein, der gegen Windmühlenflügel kämpft und Wirtshausdirnen anschmachtet. Sancho Pansa machte seinen Job, und wenn er dazwischen Pause hatte, schlief er.

Das Schnarchen ist in dem Roman nicht mehr die Pflichtvergessenheit im Überlebenskampf, sondern Ausdruck des Faktums, dass man sich in der Entwicklung der westlichen Zivilisation Lebenszeit erkämpft hat, die nur zum Genuss bestimmt ist. Das Schnarchen ist der erste Vorbote der Freizeit und markiert damit den Beginn der Neuzeit.

Da kann es nicht verwundern, dass frühere Schilderungen von Schnarchern dieses Schnarchen beinahe zum Idealbild der Geruhsamkeit erheben. Man kennt noch keine Schlafapnoen, man kennt nur selige Schnarcher Auch Goethe scheint das später noch so gesehen zu haben, wenn er im zweiten Teil des »Faust« auf das Wort: »Sanft hat der Schlaf den Holden übernommen« den Gesprächspartner antworten lässt: »Er schnarcht nun gleich, natürlich ist's, vollkommen.« Wer so schnarcht wie dieser glückliche Schläfer, dem ist sein Gewissen ein gutes Ruhekissen. So einen Schnarcher an seiner Seite hatte schon Robin Hood, nämlich Bruder Tuck, dessen »sanftes Schnarchen« zeigte, dass er seinen Schlaf »genoss mit einem Geräusch, als würde jemand ganz langsam Holz sägen«. Ein ähnlicher Fall ist Porthos, einer der drei Musketiere. Er ist fettleibig, trinkfreudig und wäre in früheren Heldenepen schon auf der ersten Seite von drahtigen Degenstechern durchbohrt worden. Nun darf er nicht nur als Dicker seinen Mann stehen, sondern tut das besonders großartig. Zu jeder Zeit tief schlafen zu können, um dann in Sekundenschnelle zu erwachen und mit flinker Klinge Feinde abzuschlachten, ist ein Gütezeichen geworden und fast so etwas wie eine Wiederkehr des »gelassenen Schnarchens« eines Cato. Was dort aber ein theatralisches Zurschaustellen von Gelassenheit war und wenig mehr als letzte Finte, ein Schauspielertrick, um das Angedenken der Nachwelt zu beeinflussen, vielleicht sogar nur die Erfindung eines Biographen, der ein Bild der Gelassenheit vor dem Tode suchte, ist im Falle von Porthos das Schnarchen eine Grundeigenschaft, etwas Bezeichnendes, die gelebte Kaltblütigkeit. Während andere zittern oder sich zumindest erregt beraten, heißt es von Porthos, »er hatte ein tiefes, harmonisches Schnarchen, und die Leute konnten inmitten seines lauten Basses reden, ohne befürchten zu müssen, ihn dabei zu wecken«.

Dabei bleibt zweifelhaft, ob das Schnarchen für einen Kämpfer auch in der Neuzeit besonders vorteilhaft war. Man muss nur in Karl Mays »Deutsche Herzen, deutsche Helden« folgendes lesen: »Die Gefahr, entdeckt zu werden, war groß. Sie krochen am Boden hin, am ersten Zelte vorüber. Im Inneren desselben ertönte ein lautes Schnarchen. Das war ein gutes Zeichen. Wenn alle so fest schliefen wie dieser Schnarcher, so musste das gewagte Unternehmen gelingen.«

Das Schnarchen hat wahrscheinlich so manchen Truppenteil verraten und so manche Schlacht entschieden. Es markierte eine Truppe, die nicht einsatzfähig war und womöglich im tiefen Schlaf übertölpelt werden konnte. Es verriet im Dunkeln, den Feind, bevor man auf ihn stieß. Es zeigte durch Lautmarkierungen die genaue Lokalisation von Stellungen an. Wahrscheinlich konnte man den Verlauf von Schützengräben erahnen, indem man die Lautpunkte von Schnarchern gedanklich zu einer Linie verband.

Dass Schnarchen tatsächlich als militärisches Problem erkannt wurde, wissen wir vom amerikanischen Unabhängigkeitskrieg. So nähte man damals Soldaten, die als Schnarcher bekannt waren, Kanonenkugeln in die Rückseite der Uniform, damit sie sich im Schlaf nicht auf den Rücken drehten und die Truppe durch ihr Schnarchen verrieten. Eine solche Kugel findet man heute im Schnarchmuseum in Alfeld in Niedersachsen.

Ein differenzierteres Bild des Schnarchens entsteht erst in der Literatur des 19. Jahrhunderts. Dass wieder ein neues Menschenbild vorherrscht, und dass das Schnarchen eines Sancho Pansa längst verstaubt ist, erkennt man schon an Henry David Thoreaus Bemerkung: »Warum sollen wir immer das Naheliegende vorziehen und mit der Bezeichnung Hausverstand adeln? Schließlich ist der beste Hausverstand der von schlafenden Männern, und den drücken sie durch Schnarchen aus.« Ambrose Pierce definiert in seinem »Wörterbuch des Teufels« einen Gemeinplatz als »schnarchenden Gedanken in rauchenden Wörtern«. Schnarchen ist für ihn das Gewöhnliche, Gemeine. Das Schnarchen wird banal, zur nicht weiter bemerkenswerten Nebensache, wenn es auch erstmals Hinweise auf die tröstliche Komponente des Schnarchens gibt, wie zum Beispiel in Robert Louis Stevensons Roman »Die Schatzinsel«: »Als ich lautlos näher kroch, wurde mein Herz mit einem Mal ganz leicht. Es ist an sich kein angenehmes Geräusch, und an anderer

Stelle habe ich mich schon darüber beschwert, aber in dem Moment war es Musik in meinen Ohren, meine Freunde miteinander im Schlaf so laut und friedlich schnarchen zu hören.« Niedlich ist es auch, wenn in John Galsworths »Forsyth-Saga« der ältliche Onkel einen Hund besitzt, der ihm abends beim Zeitunglesen schnarchend den Kopf auf den Pantoffel legt, und man später diesen Onkel selbst schnarchen hört. Wie der Herr, so der Hund, das gilt auch fürs Schnarchen.

Die meisten Schnarcher hat Charles Dickens beschrieben. Sein Mr Pickwick, der zu jeder Tages- und Nachtzeit einnickte und dann prompt zu schnarchen begann, war kein Bild der Gesundheit oder Gelassenheit mehr wie noch Sancho Pansa, sondern eine aufgrund dieses Schnarchens merkwürdige und vielleicht sogar bemitleidenswerte Person. Es sollte noch bis 1877 dauern, bis ein gewisser Dr. Broadbent im St. Mary's Hospital von London feststellte, dass Schnarchen mitunter auch eine schwerwiegende Erkrankung, das obstruktive Schlafapnoesyndrom, anzeigen kann. Auch nächtliche alveoläre Hypoventilationen werden heutzutage in Schlaflaboren mit

Überdruckbeatmung eingestellt und führen dazu, dass ein Mensch mit Pickwick-Syndrom sich dann nicht mehr verhält wie der alte Pickwick in Dickens' Roman. Ähnlich würde es dem berühmten Geizhals Scrooge in der bekannten Weihnachtsgeschichte gegangen sein, von dem es heißt, »er wachte in der Mitte eines außergewöhnlich mächtigen Schnarchers« auf. Benommen setzt er sich im Bett auf und sammelt seine Gedanken. Es ist ein Uhr morgens, und Scrooge wähnt sich »glücklich, erwacht zu sein«, denn nun kann er sich nach dem Geist umschauen, der ihn quält. Die Szene erinnert an die Weckreaktion bei der Schlafapnoe, die Reaktion des Körpers auf eine gefährliche Atempause. Auch Scrooge, jener alte, einsame Geizhals, der abends wahrscheinlich schwer aß und Alkohol trank, würde heutzutage in ein Schlaflabor eingeladen werden, um mit einem Überdruckgerät ausgestattet zu werden. Von da an würde er dann trotz seines Übergewichts und trotz seiner schweren abendlichen Mahlzeiten wahrscheinlich fortan durchschlafen können und nachts nicht mehr von Geistern gequält werden. (Das wäre dann allerdings eine moderne Form dieser klassischen Weihnachtsgeschichte).

Dickens scheint viel über das Schnarchen nachgedacht zu haben und auch darüber, auf welch unterschiedliche Weisen Menschen schnarchen. In dem Roman »Hard Times« entfesselt der Bürger Mr Bounderby ein kleines Zwiegespräch über das Schnarchen. Der Ausganspunkt ist ein ausgeraubter Safe, den er seinem jungen Angestellten Bitzer zur Überwachung anvertraut hatte. Offenbar hatte der junge Mann geschlafen oder war zumindest unachtsam gewesen. Bounderby will von einer Hausangestellten wissen, ob sie in jener Nacht Bitzer schnarchen gehört hatte. Sie antwortet: »Sir, ich kann nicht sagen, er habe im wahrsten Sinne des Wortes geschnarcht, so kann man das nicht ausdrücken. Und doch, an manchen Winterabenden, wenn er am Tisch einschlief, hörte ich von ihm etwas, das ich am ehesten als ein teilweises Ersticken bezeichnen würde. Es war zu diesen Gelegenheiten ein Geräusch festzustellen, wie man es manchmal in niederländischen Uhren hört [...]« »Nun also!«, unterbrach sie Bounderby entnervt, »und während er derart schnarchte oder erstickte oder niederländisch uhrte oder dergleichen – also schlief –, räumten irgendwelche Schurken den Safe aus!«

Wo Dickens im Schnarchen etwas Niederländisches sieht, glaubt Balzac in seinen »Szenen aus dem

Leben einer Kurtisane« im Schnarchen deutsche Charakteristika auszumachen. In einer drolligen Szene, in der Herr, Diener und Kutscher von einem Festmahl heimkehren, beginnen alle etwas müde und schläfrig zu werden. Dem Kutscher entgleiten bald darauf die Zügel, die Pferde traben von selbst weiter, und der feine Herr hinten in der Kutsche, bevor er ganz in den Schlaf hineingleitet, lauscht auf das merkwürdige Geräusch, das sein schlafender Diener gerade verursacht: »Der Lakai saß hinter ihm und schnarchte wie ein hölzerner Kreisel aus Deutschland – jenem Land, das bekannt ist für kleine Schnitzfiguren, große Weinfässer und Brummkreisel.«

In der Weltliteratur wird erst gegen Ende des 19. Jahrhunderts das Schnarchen in der Ehe thematisiert. Der ungeliebte Ehemann von Flauberts »Madame Bovary« ist ein Schnarcher, und jene Nächte, in denen sie seinem Schnarchen zuhört, werden zum Bild einer immer weiter zerrütteten Ehe. Wird anfangs noch neutral berichtet, wie Charles Bovary abends noch kurz von der Arbeit erzählt und reichlich isst und trinkt, bevor er dann übergangslos ins Bett geht, um gleich mit dem Schnarchen zu beginnen, ergibt sich für Emma bald die Eintönigkeit ihres Ehelebens daraus, dass die einzigen noch möglichen Veränderungen in dieser Beziehung darin liegen, ihren Ehemann lauter oder leiser schnarchen zu hören. Das Schnarchen wird darüber hinaus Symbol für das Nicht-zuhören-Können des Ehemanns in dieser Ehe, für seine Ich-Bezogenheit und seine Unzugänglichkeit. Ob Bovary nun schläft oder wacht, was er von sich erzählt, ist für seine Frau monoton und belanglos wie Schnarchen.

Auch in Tolstois »Anna Karenina« spitzt sich die Situation zwischen den Eheleuten immer weiter zu, bis Karenin Alexej Alexandrowitsch seiner Ehefrau Anna durch sein Schnarchen beweist, dass ihre Ehe endgültig vorüber ist. Vor dem Zu-Bett-Gehen besprechen die Eheleute ihre verfahrene Situation, doch Alexej beteuert aufs Neue seine Liebe. Anna fühlt sich in die Ecke gedrängt und wird von dem Gespräch so müde, dass sie sich kaum mehr auf den Beinen halten kann. Anstatt ihrem Mann zu antworten, schlägt sie unvermittelt vor, ins Bett zu gehen. Wenig später kommt sie gewaschen und bettfertig aus dem Bad. Ihr Mann ist noch wach und liegt mit zusammengepressten Lippen da, als schmolle er. Er vermeidet ihren Blick und wartet wahrscheinlich darauf, dass sie sich erklärt, sich entschuldigt oder zumindest das Gespräch fortsetzt. Sie aber löscht das Licht und legt sich schweigend hin. Vielleicht wartet sie auf etwas, eine klare Entscheidung. Während sie im Dunkeln liegt, beginnt sie, an ihren Geliebten zu denken, bis sie von einem Geräusch gestört wird: »Plötzlich hörte sie ein gleichmäßiges, ruhiges Schnarchen. Anfänglich schien es noch, als sei Alexej Alexandrowitsch von seinem Schnarchen entsetzt, denn es verstummte momentan, um nach einer Pause von ein oder zwei Atemzüge wieder aufzuleben und von nun an in einem neuen, geruhsamen Rhythmus wiederzukehren.« Ihr Entsetzen liegt darin, dass er einfach eingeschlafen ist. Auch wir spüren: Wenn der Karenin sie wirklich lieben würde, läge er nun wach und mit klopfendem Herzen da. In der emotional aufgeladenen Atmosphäre einer vom Scheitern bedrohten Ehe dann im Schlaf aber auch noch zu schnarchen, deutet tatsächlich auf eine Gefühllosigkeit hin, die jeden Ehebruch rechtfertigt.

In den russischen Gesellschaftsromanen wird überhaupt viel geschnarcht. Wenn Turgenjew einen seiner Erzähler seine Geschichte unterbrechen lässt, um auf das »vulgäre Schnarchen« eines Schläfers aufmerksam zu machen, und ein Prinz in einer anderen Geschichte auf die Frage, ob man Tiere hypnotisieren könne, antwortet: »Ja, es gibt so ein Tier. Kennen Sie einen gewissen Melwanowski? Sie versetzten diesen Mann vor meinen Augen in Schlaf, und schon beginnt er zu schnarchen«, erkennt man sehr rasch, dass das Schnarchen der Aristokratie als untrügliches Zeichen minderwertiger Herkunft dient. Wahrscheinlich war es tatsächlich so, dass die russische Unterschicht, dieses Heer von Leibeigenen, Bauern und Bediensteten, stärker schnarchte als ihre Herrschaft. Der Enge in den Salons stand im wirklichen Leben die Enge eines Sklavenlebens gegenüber, der man nur durch den Tod entrann. Also war es allerorten üblich, sich hemmungslos zu besaufen, um wenigstens von all der Qual durch Rausch direkt in den Schlaf entfliehen zu können, der dann durch die Wirkung des Alkohols mit Schnarchen durchsetzt war. So wurde das Schnarchen Merkmal einer sozialen Schicht und in zunehmendem Maß die sich ballende Faust der nahenden Revolution. Mitunter kann es durch diese verkappte soziologische Bedeutung zum Bindeglied von Menschen in der Unterschicht werden und so etwas wie ein Identitätsgefühl schaffen. So wirkt es bei Tschechow, wenn er seinen Erzähler sagen lässt: »Ich legte Mantel und Stiefel ab, und überkommen von Erschöpfung legte ich mich neben dem leichten, angenehmen Schnarchen Sobols folgsam hin.« Es klingt fast, als wolle er sagen: Ja, und so leicht und angenehm werden wir künftig alle schlafen, Brüder – als freie Genossen in einer neuen, gerechteren Welt!

Die Aristokraten hörten das Schnarchen ihrer Leibeigenen in den Nebengemächern ihrer Schlösser und spürten: Es sind viele, und sie könnten uns einmal gefährlich werden. In seiner Geschichte »Diener und Herr« leistet Tolstoi der Oberschicht nun bewusst oder unbewusst Hilfestellung, indem er dieses Schnarchen umdeutet und in etwas Angenehmes, zu Beschützendes verwandelt. Dabei muss er den Kunstgriff anwenden, einen relativ jungen und keineswegs betrunkenen Burschen schnarchen zu lassen. Nikita ist ein schöner junger Mensch, sozusagen das Bild der Zukunft. Er schnarcht nicht primitiv oder gar bedrohlich, sondern sein Schnarchen gilt als Ausdruck seines beschützenswerten Lebens. So kann Tolstoi zeigen, dass sein »Herr« gut ist, gebraucht wird und wenn nicht sogar unersetzlich ist. Denn das Verantwortungsgefühl des russischen Herrn geht so weit, im Notfall das Leben für seine Leibeigenen hinzugeben. Er ist keineswegs der Blutsauger und Ausbeuter, sondern ein Kapitän, der das sinkende Schiff des zaristischen Russlands nur als Letzter verlassen würde. Auch in der Geschichte ist die Lage verzweifelt, der Schlitten, in dem man reist, ist bereits umgestürzt, man befindet sich irgendwo in den Weiten des Landes, fernab von jeglicher Zivilisation, ist gefangen in einem Schneesturm. Das Pferd ist erfroren, der Kutscher ebenfalls, und der Herr kann den jungen Burschen Nikita nur retten, indem er sich auf ihn legt: »Er dachte überhaupt nicht an seine Beine oder Hände, sondern nur daran, den Diener, der unter ihm lag, zu wärmen [...] Er lauschte angestrengt, und dann hörte er Nikita atmen und leicht schnarchen. Nikita lebt, also bin ich auch am Leben, sagte er sich triumphierend.« Das Bild ist klar: Diener und Herr leben in einer Symbiose. Der Diener spürt zwar das Gewicht des Herrn, aber er ist auch da, um ihn zu schützen und zu bewahren, und das unter Einsatz des eigenen Lebens. So erfriert in der Geschichte der Herr, und der Diener erwacht unter einem eisigen Gewicht, er wirft den toten Herrn ab und lebt weiter – eine Analogie, die der Aristokratie des 19. Jahrhunderts als böses Omen erschienen sein mag.

Nicht wundern darf es da, dass in derselben Kultur ein Mörder wie Dostojewskis Raskolnikow in »Verbrechen und Strafe« ein Schnarcher ist. Raskolnikow ist Student, dem gleichwohl der Aufstieg aus der Unterschicht verwehrt bleibt – eine Tatsache, die sich erst nach der Mordtat zeigt, mit der er alle Hoffnung auf gesellschaftliche Akzeptanz verspielt hat. Er wird von einem unüberwindlichen Schlafbedürfnis übermannt und schnarcht tagelang »wie ein Hund«. Die Hoffnungslosigkeit dieses Schnarchens ist hier selbst verschuldet, mag aber Dostojewski als Symbol einer zeitgenössischen ganz allgemeinen inneren Abgestorbenheit gegolten haben. Das Schnarchen wird zum Ausdruck einer Abschottung, der Schnarchlaut zum Symbol einer für jeden Außenreiz unerreichbaren Tiefe.

Im westlichen Europa und Amerika des 19. Jahrhunderts spitzt sich das Verhältnis von Schnarchern und Nichtschnarchern indessen ebenfalls weiter zu, wenn auch auf einer weniger politischen Ebene. In Emile Zolas Roman »Nana« wird ein ungeliebter, großartig auftretender Liebhaber im Schlaf aufgrund seines lauten, blubbernden Schnarchens zum Spottobjekt Nanas und ihrer Gefährtinnen. Edgar Allan Poe beschreibt ein »Schnarchen, das das Brüllen des phalarischen Stiers in den Schatten stellte«. Worum es sich dabei handelte, kann mit dem heutigen Bildungsstand nur mehr von Fachleuten nachvollzogen werden, schrecklich aber wird dieses Schnarchen in jedem Fall gewesen sein. Mark Twain schildert in seinem Buch »Tom Sawyer auf Reisen« das genervte Lauschen eines Menschen, der in Gegenwart eines Schnarchers nicht einschlafen kann: »Jim begann zu schnarchen – zuerst leise und blasend, dann vergleichbar mit einem langen Kratzen, und bald ertönten ein halbes Dutzend furchtbare Schnarcher, die sich anhörten wie Wasser, das den Badewannenausguss hinuntergurgelt. Dazwischen hörte man ein Schniefen wie von einer erstickenden Kuh und schließlich wurde dieses Geräusch noch einmal kräftiger und mündete in große Hustenstöße.«

Twain staunte, dass der Schläfer von diesen selbst verursachten, überlauten Geräuschen nicht erwachte – und doch reichte es aus, im selben Raum ein Streichholz anzuzünden, und es war um den Schlaf des Schnarchers geschehen. Aus dieser Schilderung stammt das berühmte Wort Twains: »Es ist unergründlich, warum ein Schnarcher sich nicht selbst schnarchen hören kann.« In der Tat ein merkwürdiges Phänomen, das noch der Klärung durch die Wissenschaft bedarf.

Das demokratische Schnarchen haben offenbar die Amerikaner erfunden. Schnarchen wird dort geduldet und gehört in jedem Fall zu den Menschenrechten. So ist es nur konsequent, dass am 22. Februar 1947 in der Zeitschrift *Collier's* ein Artikel eines gewissen H. Dugans mit dem Titel »Bedlam in the Boudoir« erschien, der behauptete, dass 23 von 32 amerikanischen Präsidenten geschnarcht hätten. Theodore Roosevelt habe einmal in einem Krankenhaus so laut geschnarcht, dass sich beinahe jeder Patient in dem darüber liegenden Gebäudeflügel beschwert habe. In einer anderen Version der Geschichte heißt es sogar, alle anderen Patienten hätten noch in der Nacht aus dem Stockwerk evakuiert werden müssen. Weitere Schnarcher waren angeblich Washington, Lincoln, beide Adams, Van Buren, Fillmore, Pierce, Buchanan, Grant, Hayes, Cleveland, McKinley, Taft, Harding und Franklin Delano Roosevelt. Für das Schnarchen musste sich keiner mehr schämen. Wenn sich Roosevelt und Churchill in Jalta mit

Stalin an den Tisch setzten, verbündeten sich wahrscheinlich drei Schnarcher gegen Hitler, von dem im gleichen Atemzug angemerkt wird, er habe wohl nicht geschnarcht und sei überhaupt ein »sehr schlechter Schläfer gewesen«. Ob Stalin geschnarcht hat, wird man wahrscheinlich heutzutage nicht mehr mit Sicherheit klären können, obwohl seine Physiognomie nahe legt, dass es so war. Churchill wurde als notorischer Schnarcher von einem Seeoffizier geoutet, der das Unglück hatte, mit ihm auf einem Kriegsschiff eine Kabine zu teilen. So eine Troika musste gegen Deutschland gewinnen, denn schließlich hatte ja schon Napoleon geschnarcht. Man konnte im 20. Jahrhundert sogar wie George IV. der »erste Gentleman Europas« sein und schnarchen. Man konnte ein Genius wie Orson Welles sein und schnarchen. Schnarchen war wieder zu einer normalen Angelegenheit geworden und war seither auch nichts Bezeichnendes, die Persönlichkeit Definierendes mehr.

Aber auch das Schnarchen, sofern es nur laut genug ist, ist und bleibt eine besondere Eigenschaft des einzelnen Individuums und kann in der amerikanischen Gesellschaft willkommener Anlass für Wettbewerbe sein. Daher finden dort schon seit geraumer Zeit Schnarchwettbewerbe statt. So wird von einem gewissen David Bishop berichtet, der amtierender Schnarchmeister von Arizona war und den Texaner Steve Hawkins um ein Preisgeld von zehntausend Dollar zu einem »Snore-down« herausforderte. Sie bezogen in einem Hotel zwei angrenzende Zimmer. Die Jury bestand aus dem örtlichen Bestattungsunternehmer und einem Beamten des Magistrats. In der Stadt lebte ebenfalls ein deutscher Exilant, ein gewisser Professor August von Düsenberg. Er hatte das Phonometer erfunden, und dieses Gerät sollte die entstandenen Geräusche aufzeichnen. So geschah es dann auch, aber die Schnarcher der beiden waren so laut, dass die Apparatur zerbrach.

Im Dezember 1944 trat Harry W. Christy aus Lewiston im Veterans Hospital von Boise gegen W.H. Gilman aus Twin Falls um die Titelkrone von Idaho an. Gilman hatte den Titel siebzehn Jahre lang gehalten. Nun wurde er jedoch von Christy geschlagen, weil sein Schnarchen »zu unregelmäßig« war. Bei Schnarchwettbewerben zählt also nicht nur die Lautstärke, die Quantität, sondern letztendlich entscheidet die Qualität über Sieg oder Niederlage.

Der heutige weltweite Rekordhalter im Schnarchen ist der englische Taxifahrer Melvin Switzer. Switzer, dessen Frau auf einem Ohr taub ist, gewann den Wettbewerb der Noise Abatement Society in Hever Castle in Kent am 28. Juni 1984. Sein Schnarchen erreichte eine Stärke von 87,5 Dezibel. Am 29. Oktober 1992 trat er im South View Hotel in Lyndhurst, England, zur Titelverteidigung an und gewann mit einer Schnarchstärke von 92,3 Dezibel. Das ist lauter, als ein Mensch bewusst schreien kann, doch Switzer wachte davon kein einziges Mal auf.

Philosophie des Schlafens und des Schnarchens

Einmal wurde ich verhaftet, weil ich als Schlafwandler im Traum eines anderen aufgetaucht war.

Stephen Wright

Vom Schlaf heißt es, er sei der Bruder des Todes. Das Leben ist vor allem eine Abfolge von Wachen und Schlafen, und so unweigerlich, wie man einschläft, erwacht man auch wieder. Aber was wir Leben nennen, ist das, was im Wachzustand geschieht, der Rest ist für uns eine Form der Abwesenheit. Tatsächlich aber handelt es sich beim Wachen und Schlafen um ein Gegensatzpaar. Beides ist ein Kräftesammeln, in der Nacht des Bewusstseins, tagsüber des Unbewusstseins. Der Tod aber, von dem Raymond Chandler sagte, er sei der »große Schlaf«, ist etwas ganz anderes. Ähnlich steht es im Alltagsgebrauch, wenn wir von Verstorbenen euphemistisch sagen, sie seien »eingeschlafen« oder »entschlafen«. Tatsächlich aber hat der Tod mit dem Schlaf nichts gemein. Der Schlaf gehört zum Menschen, der Tod zur Leiche.

Die Verwechslung von Tod und Schlaf hat viele als Kind gequält. Sie mag zu den Urängsten der Menschheit gehören. Als Kind lernte man die Beklommenheit kennen, abends im Bett zu liegen und an das Einschlafen zu denken. Zu tief spürte man, dass Schlaf ein »Zustand der Machtlosigkeit« ist, der von einer »Übertreibung des Wachzustandes« hervorgerufen wird, wie Aristoteles vor mehr als zweitausend Jahren anmerkte. Man kann und darf aber, wie die Lebenserfahrung zeigt, auf das Erwachen vertrauen.

Als die alten Griechen auf eine derartige Macht wie den Schlaf stießen, bezeichneten sie sie als Gott und gaben ihr den Namen Hypnos. Sie schilderten das Erwachen derart, dass Morpheus, der Schöpfer der Träume, von Eos, der Morgenröte, erweckt wird. Je später die Nacht, desto häufiger begleitet Morpheus seinen Vater Hypnos, der seinerseits ein Sohn der Nacht (Nyx) und der Zwillingsbruder des Todes (Thanatos) ist. Morpheus ist also der Enkel der Nacht und ein Neffe des Todes. Alle diese Gottheiten wohnen im Hades, dem Schattenreich, das kein Mensch im bewussten Zustand betreten und wieder verlassen kann. In Morpheus' Armen zu ruhen bedeutet also, während des Träumens vom Tod zwei Verwandtschaftsschritte entfernt zu sein, und das ist eigentlich nicht allzu bedrohlich.

Im Schlaflabor von heute stehen die Bildschirme, auf denen man die elektrischen Phänomene des Schlafens, vor allem aber die Hirnströme, beobachten kann. Man stelle sich rasche, hohe Wellenbewegungen vor, die wie von einer Kinderhand rasch auf- und abgeführt werden. Während des Einschlafens verlangsamt sich diese Hand und wird träge, es bilden sich flache Wellchen, die dann, bevor man in die tiefen Weiten des Schlafs versinkt, von großen Wellen überlagert werden. Man steht quasi an einem Meeresstrand und sieht kleine Wellchen, die sich brechen. Zwischendurch aber stößt das Meer des Schlafs eine größere Welle aus. Bevor man in den Tiefschlaf versinkt, tauchen bei manchen Menschen Schiffchen auf den Wellen auf, so genannte Schlafspindeln, die als Farbkleckse kurze Phasen einer schnellen, intensiven Erregung darstellen. Schlafspindeln entstehen meist bei jungen Menschen, im Alter nehmen die Schlafspindeln ab und verschwinden schließlich ganz. Manche Menschen zeigen im Einerlei der Wellchen stattdessen heftige Kerben wie Peitschenschläge.

Plötzlich entsteht ein neues, sägezahnartiges Wellenbild, gleich einem heftigen Schaukeln. Man kann auf den Bildschirmen sehen, wie die Augenpole, die sich bislang sanft drehten, heftige Schlaglinien wie bei epileptischen Krämpfen ziehen. Die Linien überkreuzen und verknoten sich und man weiß: Der Schlafende träumt. Er ruht in Morpheus' Armen.

Gegen Morgen häufen sich im Schlaflabor die Phasen des Traums. Immer öfter gerät der matt im Tiefschlaf liegende Mensch in die Phase des Traumschlafs, immer oberflächlicher schwimmt er unter der Fläche des Bewusstseins und erkennt in Traumbildern oft schon die Realität. Eine zufallende Tür erscheint dann im Traum als ein Schuss, der Atem des Nächsten ist im Traum der Wind in einer Schlucht.

Beim Erwachen ist das Ich wieder da, das Bewusstsein ist wieder in der Welt, und man fühlt sich, so der Sinn des Schlafs, wie neugeboren. Es ist aber ein Naturgesetz, so Aristoteles, dass sich die Sinne im Wachzustand wieder erschöpfen werden. Die Sinnesorgane verlieren ihre Kraft, sobald sie länger gearbeitet haben, als sie das von Natur aus können. Die Augen verlieren vom lang anhaltenden Schauen ihre Sehkraft. Das Sandmännchen streut Körner hinein, und man reibt sich die zunehmend ermüdenden Organe. Sie versagen, erst unmerklich, dann umso stärker, und dann schließen sich die Lider über ihnen. So würde das wahrscheinlich allen Sinnesorganen gehen, und doch versagen die Augen in unserer visuellen Welt immer zuerst. Wer sich wach halten will, scheitert oft daran, dass er die Lider nicht mehr aufhalten kann, was in Comics müde Helden dazu veranlasst, Streichhölzer in den Lidspalt klemmen zu wollen. Irgendwann einmal erschlaffen vor Müdigkeit alle Muskeln, der Kopf sinkt auf die Brust, die Beine verlieren ihre Kraft, und man rutscht kraftlos hinab auf die Erde. Dann kommt der Schlaf, und nun geht der unvermeidlich scheinende Verfallsprozess, den die Tätigkeit hervorgerufen hatte, rückwärts. Das Pendel schwingt zum Leben zurück, und manchmal reichen schon zehn Minuten, um etwas Kraft zurückzugewinnen.

Aristoteles schreibt, dass allen Tieren eines gemeinsam ist: der Schlaf. Warum aber schlafen Pflanzen nicht? Aristoteles erklärt es damit, dass alle Tiere eine Form der Sinneswahrnehmung haben, die den Pflanzen fehlt. So wird auch gesagt, dass der Wachzustand prinzipiell dazu dient, ein mit den Sinnen wahrnehmendes Tier zu sein, während der Schlafzustand aber dem Zustand einer Pflanze gleicht, ein Zustand, der dazu dient, Nahrung zu verdauen, umzubauen und zu wachsen. Diesen Gedanken kennen heute noch die Amerikaner, die einen Komatösen gerne salopp als »vegetable« bezeichnen, weil er dauernd schläft und nie mehr erwachen wird. Es gibt wohl kaum eine entwürdigendere Bezeichnung für Komapatienten, sie zeigt aber auch, dass der

Wachzustand eines der höchsten Güter der Menschheit darstellt.

Nun hat der Schlaf einen Feind, das Schnarchen. Wenn man beobachtet, dass Säuglinge sehr lange und viel schlafen und fast nie schnarchen und dass Greise sehr kurz und wenig schlafen und fast immer schnarchen, erkennt man das Gegensatzpaar. Kinder essen naturgemäß viel, um zu wachsen und zu gedeihen, und reichliches Essen macht schläfrig. Greise essen wenig, da die Möglichkeit des Wachsens und Gedeihens beinahe bis an den Nullpunkt geschrumpft ist, und das mag ein Grund ihres geringen Schlafbedürfnisses sein. Das Schnarchen aber tritt bei den meisten Menschen erstmals in der Lebensmitte auf und gilt als eines jener vielen Zeichen des Alterns und des Todes. Es ist ein laut werdendes graues Haar, laut gewordene Alterssichtigkeit. Und tatsächlich entsteht bei manchen auf rein physischer Ebene durch das Schnarchen eine Art Todesnähe. Das Schnarchen ist ein Ausdruck des erschlaffenden Gewebes im Bereich der Nase und des Rachenraums, das sich zunehmend durch die Erschlaffung verengt und dem Atem den Weg in und aus der Lunge versperrt. Doch fahren wir lieber auf der symbolischen Ebene fort. »Pneuma« war im Griechischen der Atem oder die Seele, in jedem Fall das Sinnbild des Lebens. Das Schnarchen stemmt sich diesem Leben entgegen, lässt es nur widerwillig passieren auf dem Weg zwischen Innen und Außen, zwischen Lunge und Außenwelt. Je enger die Atemwege, desto stärker wird das Schnarchen, und plötzlich liegen die sich gegenüberstehenden Wände der Atemwege aufeinander, und es kann keine Luft mehr passieren. So entstehen Atempausen, die, je enger die Muskelstränge aufeinander liegen, immer länger werden. Je weniger aber der Körper im Schlaf atmet, desto schwächer wird auch der Schlaf. Er, der uns gerade noch als Feind des Bewusstseins erschien, ist schließlich der Sitz der Lebenskraft. Die Griechen nannten die Atempause »Apnoe«, was übersetzt Windstille oder Flaute heißt. Schließlich waren die alten Griechen ein Volk von Seglern, das den gesamten Mittelmeerraum besiedelte. Sie wussten genau, dass es für ein Schiff in der Mitte des Ozeans keine größere Gefahr gab als eine lang andauernde Flaute, die kein Ende nahm. Genauso ist es bei der »Atemflaute«: Je länger es dauert, bis wieder Atem strömen kann, desto gefährlicher ist es. Folglich wird der Schlaf durch die Atempausen gestört, er wird oberflächlicher.

Das Bewusstsein erwacht, es meldet sich und fließt immer stärker in die Schichten des Unbewussten ein. Der Mensch ringt um Luft und wird anstatt von der Morgenröte von Todesangst geweckt.

Wenn man das Bild der Griechen heranzieht, dann erkennt der Mensch, dass der Schlaf nicht nur der Zwillingsbruder des Todes ist, sondern diesen in sich bergen kann. Das Grundvertrauen des Menschen in die Kraft und Unerschütterlichkeit des Schlafes, der einen dann, wenn man erschöpft ist, wieder erfrischt an die Küste des Lebens zurückbringt, zerbricht. Laut geworden aber ist der Tod in Form des Schnarchens. Er schreit immer lauter, je älter man wird und je stärker man unter den Atempausen leidet.

Brahms –
der göttliche Schnarcher

Doktor, ich schnarche so furchtbar.
– Dann schlafen Sie eben in einem
anderen Raum.

Ein ausgeprägter Schlafapnoiker war nach Ansicht des amerikanischen Pneumologen Mitchell L. Margolis[5] offenbar der Komponist Johannes Brahms. In seiner Jugend war Brahms schlank und hatte mit seinen langen, blonden Haaren auf die bekannte Konzertpianistin Clara Schumann, Frau des Komponisten und Musikkritikers Robert Schumann, den Eindruck eines ätherischen Engels gemacht. Schon mit fünfunddreißig Jahren aber war Brahms so dick, dass er Schwierigkeiten hatte, seinen Pelzmantel über dem Bauch zuzuknöpfen. Er hatte einen kurzen, dicken Hals und weigerte sich auch in guter Gesellschaft, einen Schlips umzubinden. Er trug Hemden ohne Kragen, was seine Freunde, als er 1890 mit dem Leopoldsorden ausgezeichnet wurde, zu dem Reim veranlasste: »Nun hat er was, um es am Halse zu tragen, aber leider noch immer keinen Kragen.«

In diesem kurzen, dicken Hals des Komponisten trat offenbar während des Schlafes etwas ein, was man heute in Fachbüchern als Ursache des Schnarchens bezeichnet. Brahms begann zu dösen, und dabei erschlaffte die Muskulatur seiner Luftwege in Höhe des Rachens. Während Brahms das Orchester dirigiert hatte, war eine Grundspannung in seinem Körper gewesen, die auch dafür gesorgt hatte, dass die Muskelzüge, die seinen Rachen aufspannten, ein straffes Rohr bildeten. So konnte die Luft ohne Probleme aus- und einstreichen. Während er den Taktstock führte und seine Augen mit größter Aufmerksamkeit das Orchester absuchten, lagen seine Eingeweide tief unten im Bauch und wölbten diesen noch etwas stärker vor. Im Bereich der Lungen, in die der Atem manchmal tiefer, manchmal oberflächlicher einströmte, war genügend Platz. Doch nun im Schlaf schoben sich die Leber und der volle, mit Speise und Trank gefüllte Magen hoch und bedrängten die Lungen. Dieser Druck reichte bis in den Hals, der kurz und dick war und schon an sich wenig Luft durchließ. Als nun die Atemluft durch diese Enge strich, gerieten die gelockerten Wände der Luftwege in Schwingungen, und dann ertönte plötzlich dieser Laut, unartikuliert, blasend, kratzend: Brahms schnarchte. Die Wände seines Rachens, der Zungengrund, der weiche Gaumen, all das rieb sich aneinander und flatterte, als die Luft vorbeiströmen wollte. Und nun kam es noch schlimmer. Brahms war erschöpft, er war betrunken, er hatte zu viel gegessen, er lag flach auf dem Rücken, und seine Muskeln erschlafften zunehmend. Je stärker die Muskeln erschlafften, desto enger wurde es im Rachenraum. Plötzlich war ein Stopfen im Halse des Komponisten, die Luft stockte. Die Atmung setzte aus, und es war still. Es war so still, als sei Brahms längst gestorben. Er lag da, ohne dass frische Luft in seinen Körper gelangte. Er war wie ein Fisch ohne Kiemen. Seine Reglosigkeit, die ihn erst erblassen und dann bläulich anlaufen ließ, führte bei dem Schlafenden zu einer Panik, die bis in das erschöpfte Gehirn vordrang und ihm das Gefühl der Not, der Dringlichkeit vermittelte. So signalisierte das zunehmend einsäuernde Blut den Sauerstoffmangel an die Schaltzentrale eines der größten musikalischen Genies der Geschichte. Plötzlich tat Brahms einen schnarchenden, tiefen Atemzug. Das Leben war wieder da, und nun atmete der Schnarchende heftig. Brahms erwachte, er war benommen, wusste nicht, wo und wer er war. Er hatte Furchtbares geträumt. Es gab eine entsetzliche Bedrohung, etwas Schwarzes in seinem Leben. Das Schnarchen war ein Feind, der ihn nie wieder verlassen würde und der ihn immer intensiver bedrängte. Es mochte der Tod sein, oder es war der Teufel. Brahms atmete heftig, schon aber dämpfte die große Müdigkeit die Angst, legte sich über alles, erzeugte Benommenheit, und er hörte, als er wieder hinab in tiefere Sphären des Unterbewusstseins sank, sich andeutungsweise schnarchen. Schon aber näherte sich der Feind erneut. Während äußerlich schon alles alarmierend wieder deutlicher Reglosigkeit und Atemlosigkeit verfallen war, herrschte im Blut noch eine ausreichende Sauerstoffversorgung. Bald aber verfärbte sich der Komponist neuerlich, bald spürte das erschöpfte, von Müdigkeit und Anspannung gemarterte Gehirn das Nahen des schwarzen Feindes. Es drohte ihm auch während eines Traumes die Luft zu nehmen, legte sich als dichter Schleier über ihn. In diesem Augenblick erwachte Brahms, schweißgebadet, sein Bett war zerwühlt, und er rang nach Luft. Würde er denn nie zur Ruhe kommen? Oft war es so, dass er eine Nacht lang zugebracht hatte mit dem Gefühl, kein Auge zugemacht zu haben. Er fühlte sich alldem nicht mehr gewachsen, dem Reisen, der Anspannung, dem schöpferischen Akt, der doch gerade des Ausgeruhtseins, der Stille, der Sammlung bedurfte. Jede Nacht erwachte er hunderte Male so, und er spürte, dass er nicht mehr zur Ruhe kommen würde. Selten träumte er noch etwas anderes als die Realität: dass ihm die Kehle zugeschnürt war. Dass ein Alb auf seiner Brust hockte. Und so kam es, dass Brahms noch im besten Mannesalter eines Tages mit einem hängenden Augenlid und einem hängenden Mundwinkel aufwachte und merkte, dass ihn ein Schlaganfall ereilt hatte.

Als der Bariton Georg Henschel mit Brahms in den 1880ern auf Konzertreise ging, schlief er mit dem Komponisten im selben Zimmer. Henschel wusste, dass er immer zuerst einschlafen musste, denn wenn Brahms erst einmal zu schnarchen begonnen hatte, war jede Hoffnung auf Schlaf verloren. Manchmal, wenn er zu Bett ging, sah er zu seiner Erleichterung, dass Brahms ein Buch in die Hand nahm. Dann aber blies Brahms doch seine Kerze aus, und wenige Augenblicke später hörte Henschel ihn bereits so laut schnarchen, dass er in Verzweiflung verfiel. Früh am Morgen sollte er nach Berlin abreisen, und nun würde er kein Auge zutun. Da erinnerte er sich, dass es in dem Hotel noch ein freies Zimmer gab, weckte den Portier auf und erklärte ihm die Lage. So verbrachte er eine erholsame Nacht in einem anderen Zimmer, und als er am frühen Morgen zu Brahms ins Zimmer kam, war dieser bereits wach und betrachtete ihn voller Zuneigung und Ironie, denn er ahnte, was Henschel fortgetrieben hatte. Mit gespieltem Ernst sagte Brahms dann: »Ach, Henschel, als ich erwachte und sah, dass Ihr Bett leer war, dachte ich: Siehst du, jetzt ist er davon und hat sich aufgehängt! Also wirklich, warum haben Sie nicht mit dem Stiefel nach mir geworfen?«

Der Welt war Brahms einerseits ein Gott, andererseits ein gestriger Musiker, sentimental, oder, wie Hugo Wolff in einer Musikkritik anmerkte, einer, der Werke von verklärter Impotenz schuf. Der Welt war er ein Reisender, ein Unsteter, der wohl lange Zeit in Wien zubrachte und doch immer ein Außenseiter war. Er blieb nur in der Stadt, weil hier die Musik zu Hause war. Tagsüber nickte er, wie schadenfroh und voller Spott vom Feuilleton registriert wurde, wiederholt im Kaffeehaus ein und wurde angeblich dabei von englischen Touristen angestarrt, die Brahms wohl von den zahlreichen Abbildungen, die sie gesehen hatten, kannten. Abends schlief er, wenn er irgendwo eingeladen war, oft zu Tische ein, und wenn man dann noch ins Theater ging, schlief er auch dort. Jedes Mal aber, wenn er einschlief, es mochte im Sitzen oder im Hocken sein, ertönte dieses Schnarchen, erst andeutungsweise, dann, je weiter er in den Schlaf verfiel, umso lauter und schrecklicher. In den Zeitungen wurde hämisch berichtet, dass er sogar ein Konzert Gustav Mahlers, diesem von Brahms viel geschätzten Dirigentenkollegen, mit einem schnarchenden Laut unterbrochen habe, ähnlich der Pauke in Haydns »Symphonie mit dem Paukenschlag«. Solche Gemeinheiten zu lesen, während er in Kaffeehäusern saß und dermaßen müde war, dass er kaum mehr die Augen offen halten konnte, war schwer. Da war es kein Wunder, dass er als ungeduldig, kurz angebunden und gereizt galt. Er bekam zunehmend den Ruf eines

Außenseiters, und vielleicht hatte das mit dem Dämon zu tun, der ihn erfasst hatte und der ihn Nacht für Nacht durch Schnarchen quälte und ihn jeden Morgen erschöpfter und blasser und kränker zurückließ. Da durfte es nicht verwundern, dass er sich einmal von einer Gesellschaft verabschiedete mit den Worten: »Sollte ich irgendjemanden in diesem Raum noch nicht beleidigt haben, möchte ich mich dafür in aller Form entschuldigen.«

Leicht lässt sich eine Parallele zum ersten Schnarcher der Mythologie, dem griechischen Gott Dionysos, ziehen. Dionysos verhielt sich wie Brahms, und Brahms verhielt sich wie Dionysos, sofern man berücksichtigt, dass einer im Reich der Mythologie, der andere im 19. Jahrhundert sein Leben führte. Das hemmungslose und ausschweifende Saufen, Huren und Völlern, das bei Brahms als Nebenerscheinung wahrgenommen wurde, führte bei Dionysos dazu, dass man ihn zum Gott ausrief. Dafür konnte – ausgleichende Gerechtigkeit – Dionysos sein Leben lang auf der Flöte spielen, ohne dass irgendein Publikum sein Dudeln als göttlich und erinnernswert im Andenken der

Menschheit bewahrt hätte. Unter all den Göttern der Antike gibt es keinen Schnarcher außer Dionysos, und bei keinem Komponisten war das Schnarchen so ausgeprägt, wenn nicht sogar kennzeichnend, wie bei Brahms. Beiden gemeinsam ist, dass sich ihr Schnarchen einfügt in das Gesamtbild eines Göttlichen, und da ist die Frage interessant, inwieweit dieses Schnarchen selbst Teil dieses Göttlichen ist, und zwar, ob es Göttliches bedeutet.

Dionysos wies, wie die Legende besagt, seine Gespielinnen an, ihn mit einem Schlag auf den Kopf zu wecken, sobald er anfing zu schnarchen. Offenbar wollte er rasch wieder aufwachen und sich erneut an ihren Reizen erfreuen. Im deutschen Schnarchmuseum in Alfeld heißt es dazu, der Sinn habe darin gelegen, Dionysos wieder aufzuwecken, bevor er erstickte. Das mag sein, man kann aber auch Zweifel an dieser Auslegung anmelden. Davon abgesehen, dass Götter unsterblich sind und deshalb auch keinen Erstickungstod zu befürchten haben, hatten die Griechen sicher noch nicht das Problembewusstsein, was diese fatale Seite des Schnarchens betrifft. Was man heutzutage als »obstruktive Schlafapnoe« bezeichnet, sah man selbst zu Brahms' Zeiten, ungeachtet seiner Ausprägung, als harmlos, wenn auch störend an. Das Bild eines Dionysos mit Schlafapnoe widerspricht auch dem Bild der Vitalität und des Lebenshungers, das bezeichnend für ihn ist. Dionysos schnarcht in den Augen der Griechen nicht aus Schwäche, sondern aus Stärke, und regt durch sein ungestümes Tun zur Nachahmung an, was aber natürlich auch das Schnarchen mit einbezieht. Es ist ein seliges, sattes Schnarchen.

Dionysos war, um es kurz zusammengefasst zu sagen, der Gott des Natursegens. Alles, was einem die Natur schenkt, einen Tag in der Sonne, ein gutes Abendessen, eine hitzige Nacht im Rausch: Alles, was die damalige Welt zu bieten hatte in Form eines Genusses, war von Dionysos geschenkt worden. Symbolisch wird er, wie man sich während eines Nachmittags in einer guten, alten Bibliothek beim Durchsehen ehrwürdiger Folianten überzeugen kann, mit dem Bild geballter Manneskraft dargestellt, dem Ganzkörperphallus. Stets ist er auf diesen Abbildungen von Nymphen begleitet, jenen zierlichen, wohl gestalteten Groupies, die ihm jederzeit nach Wunsch zu Diensten stehen. Sie tragen hauchdünne, eng anliegende Kleider, sind schlank und tun offenbar alles, was Dionysos nicht tut. Wenn er isst, hungern sie. Wenn er säuft, nippen sie. Wenn er schläft, wecken sie ihn auf. Daher kann man auch mit Gewissheit davon ausgehen, dass die Nymphen nicht schnarchen.

Dionysos lebt aber vor allem in den fröhlichen, lebenslustigen Naturen fort. Wenn man liest, dass man im Altertum zu den Lenäen den ersten Most genoss und dabei unter allerlei Scherzen und Neckereien durch die Stadt zog, denkt man automatisch an den heutigen Fasching und Karneval oder neuere Partys wie die Love Parade. Damals war das zu einem Zeitpunkt, an dem die »von rauen Stürmen des Winters in Schlaf und Tod versenkte« Natur wieder zu neuem Leben erweckt wurde. Heute ist immer Fasching, heute ist irgendwo auf der Welt immer Partytime, und es gibt dabei in der Regel zahlreiche Sinnenmenschen, die sich zusammenrotten, um gemeinsam zu essen, zu trinken und ein aktives Sexualleben zu führen. Dass dabei Musik stampft und brüllt, versteht sich von selbst: Dionysos will es so. Und ist die Feier dann vorüber, steigt als Nachhall ein Chor des Schnarchens auf.

Nachwort

Der Schnarcher schläft immer zuerst ein.
Murphy's Law

Von Anthony Burgess stammt das Wort: »Laugh and the world laughs with you, snore and you sleep alone.« Offenbar findet das Schnarchen heutzutage eine sehr geringe gesellschaftliche Anerkennung. Man stelle sich einen Hörsaal vor und eine Vorlesung, die vom Schnarchen eines einzelnen, übermüdeten Studenten gestört wird. Für den Vortragenden ist alles klar: Seine wohl durchdachte, wohl artikulierte Rede wird von einem Urlaut unterbrochen. Es stemmt sich quasi der Feinsinn gegen den Unsinn, die Ordnung gegen das Chaos, die Zivilisation gegen die Wildnis. Prompt lachen ein paar Hörer. Es ist wie bei alten

Witzen, wo der Versuch eines Menschen, sich über die Natur zu erheben und gottgleichen Habitus anzunehmen, von dergleichen Geräuschen abgeschnitten und lächerlich gemacht wird. Zugleich ist es aber nicht so, dass der Schnarcher zum Helden einer Gegenreaktion ausgerufen wird. Nein, das Wagnis, eigene Gedanken und die Gedanken verdienter Gelehrter öffentlich vorzutragen, ist gesellschaftlich wohlgelitten, denn man will ja was lernen. Deshalb finden sich dann im Hörsaal auch sofort Hilfskräfte, die den unfreiwilligen Gegner des Professors mit allen Mitteln bekämpfen. Der Schnarcher wird geweckt mit einem Schlag auf den Kopf, mit dem Tritt eines Absatzes, mit einem Ellenbogenstoß. Es reicht, ihn zu wecken, damit hat er auch schon seine ganze Macht über das Geschehen eingebüßt. Das Wilde, das aus seinem Schnarchen sprach, der heidnische Gott, den die Griechen Dionysos nannten, war der wahre Gegner gewesen. Er drohte die Vorlesung vorzeitig zu beenden und die Studenten in ein Wirtshaus zu verfrachten, wo sie womöglich gesoffen, gefressen und gehurt hätten. Die Andeutung von dergleichen Ausschweifungen war dieses Schnarchen. Der Erwachte aber bleibt geschändet zurück. Er war die Hülle eines fremden Geistes und ist in den Augen der Mitstudenten fortan ein Schnarcher, eine langweilige, fade Kreatur.

Doch das Schnarchen muss nicht immer eine negative, störende Konnotation hervorrufen. Das Schnarchen ist nämlich nicht nur ein Zeichen der Anwesenheit von Menschen, sondern es beweist weit mehr. Es ist ein Hinweisschild auf Geborgenheit. Wenn man zum Beispiel nachts aufwacht und sich fürchtet, kann ein Schnarchgeräusch sehr tröstlich klingen. Man stelle sich vor, nachts in einem riesigen, verlassenen, alten Gebäude, einem Gespensterhaus, durch das Trappeln der Mäuse, das Knacken des alten Gebälks, den unablässigen Ruf einer Eule geweckt zu werden. Man fühlt sich klein, machtlos und vergänglich, man spürt diese Beklommenheit des Wachens in der Tiefe unendlicher Nacht. Es ist ein Bild der Bedrohlichkeiten unserer Welt: Gift, Krieg, Terror. Nun gibt es aber zwei Möglichkeiten, sich dieser Empfindung zu entziehen: Entweder man schläft ein, tief und fest, das symbolisiert das Schnarchen. Wer dazu in der Lage ist, der schnarche. Im tiefen Schlaf ist die Gefahr der Nacht gebannt. Man befindet sich in einer Welt, die nur in einem selbst existiert und die auf ewig einfach, beschützend und friedlich ist. Wenn man aber zu jenen gehört, die ob der Sorgen dieser Nacht und dieser Welt nicht schlafen können, die Nacht für Nacht wach liegen, weil sie am Gefühl der Leere und der Sorge zu ersticken drohen, die sollten dem Schnarcher zuhören. Es ist wie eine

Meditation. Man hört, wie sich ein anderer in eine Sicherheit bettet. Er spürt, es kann ihm nichts passieren, sofern er sich nur fallen lässt, und er tut es kräftig, entschieden und mit einem vollen Schnarchen.

Wenn man hört, wie einer schläft, dann wird man an den Schlaf erinnert, an dieses geheimnisvolle Reich der Abwesenheit. Es lockt einen mit dem Geräusch eines Schnarchenden. Ist man einmal selbst eingeschlafen, dann gönnt sich der Körper automatisch zunehmend tiefere Stadien der Nichtwahrnehmung, und die tiefste davon ist der Schlaf, in dem man sein eigenes Schnarchen nicht mehr hört, dieser perfekte Zustand, unter dem Lärmpegel des eigenen Schnarchens versunken zu sein. Man kann diesen Zustand als Ideal ansehen. Im Schlaf ist man nicht mehr von dieser Welt, das ist das Wunschziel des Erschöpften, der perfekte Daseinszustand aller Lebensmüden. Deshalb haben wir einen natürlichen Besitzanspruch auf tiefen Schlaf. Je länger einem der Schlaf des Vergessens »gestohlen« wird, desto schwächer werden wir, denn er ist lebensnotwendig. Man kann durch Schlafentzug sterben, wie menschenfeindliche diktatorische Regime herausgefunden haben, und diesen Besitzanspruch auf Schlaf machen wir fest, indem wir laut schnarchend darauf hinweisen. Schnarchen ist das Lautwerden des Privaten, des Individuellen, des Eigentlichen. Es gehört in die kleine Welt, die man für sich aufbaut, in die Intimität. Daran kann auch ein Nichtschnarcher teilnehmen. Er kann es hören und sich einwiegen in das Gefühl, dass in unmittelbarer Nähe ein Nabel der Welt liegt. Das Schnarchen ist hier wie ein Pfahl eingeschlagen, der einen Besitzanspruch an der Welt markiert. Es sagt: Hier ist meine Familie.

Warum müssen wir überhaupt schlafen? Die große Abnutzung, die uns sterben und die den Körper zerfallen lässt, wird eingeleitet von Aberhunderten kleiner Sterbensversuche, in deren Verlauf einem aber wieder so viel Kraft zuwächst, dass wir danach das Leben beinahe wieder ebenso wach und lebendig wie zuvor fortsetzen, reduziert nur um das Teil, das uns unweigerlich dem endgültigen Aus zutreibt. In diesem Schlaf sind wir innerlich wie Lebende, äußerlich aber liegen wir in der Regel wie Tote da, atmen, zucken vielleicht mit den Beinen, äußern aber können wir uns nur unartikuliert: in der Form des Schnarchens. Der Atem war für die alten Griechen gleichbedeutend mit der Seele, und das Schnarchen ist das Hörbarwerden des Atems und somit der Seele. Atem für Atem bringen wir ein Geräusch hervor, ein vormusikalisches anschwellendes Lautzeichen, ein »One note Samba«, wie Dizzy Gillespie dazu sagen würde, denn es swingt das Gaumensegel. Gehalten ist das aber im verbindlichen, schmucklosen Rhythmus des Atmens, störend oder quälend für den, der selbst schlafen möchte, tröstlich aber für den Wachenden, den Schlaflosen, als ein Zeichen des Nicht-alleine-Seins: Ich lebe und schlafe, sagt das Schnarchen. Es ist ein Du, das sich erholt, das Kraft schöpft. Man hört, wie das Leben in diesen Körper zurückkehrt und wächst.

Warum der Mensch einmal mehr und einmal weniger schnarcht, ist eines der ungelösten Rätsel der Menschheit. Gelockert wird die Bereitwilligkeit eines Menschen zu schnarchen durch vorausgegangene Enthemmtheit. Je heftiger der

Alkoholgenuss und je schwerer die Speisen, je größer der Grad der Erschöpfung, desto lauter schnarchen wir. Je schlafbedürftiger der Mensch, desto wahrscheinlicher wird er dann, wenn er erst einmal eingeschlafen ist, laut schnarchen. Erst schnarcht er, dann schläft er leise. Hierfür gibt es eine einfache physische Erklärung: Je schlaffer der Halteapparat der Weichteile, desto wahrscheinlicher ist es, dass jemand zu schnarchen beginnt. Das würde auch erklären, warum Menschen, je älter sie werden, umso eher schnarchen. Wir haben schon am Eingang festgestellt: Es gibt kaum schnarchende Säuglinge, dagegen gibt es wenige Greise, die nicht schnarchen. Und doch ist es so, dass manche Menschen, äußerlich schlank und ohne jeden Hinweis auf Verengung der Luftwege, auch dann schnarchen, wenn sie mit nüchternem Magen zu Bett gehen. Erfahren sie aber Liebe und sinnliche Befriedigung, werden gestreichelt, schmiegen sich am anderen an, toben sich mit einem zärtlichen Partner im Bett aus und sind dann vollkommen selig und erschöpft, können kein Glied mehr rühren und befinden sich in einem Zustand, in dem man annehmen könnte, dass ihr Gaumensegel nun auf lange Sicht hin erschlafft bleibt, schnarchen diese Menschen nicht mehr. Sie sind Schnarcher gewesen, nun aber, in den Armen eines Liebenden, schnarchen sie nicht.

Wer geborgen ist, schläft still und leise, wer aber schnarcht, ruft archaisch und primitiv danach, dass es mehr Geborgenheit, Zärtlichkeit und Aufgehobensein in der Welt gebe. Er versucht, sich Liebe zu »erschnarchen«. Sein Hilfeschrei gilt denen, die ihn umgeben. Sein Schnarchen hält diese anderen wach und gibt ihnen Rätsel auf. Er zieht dabei aber auch unweigerlich den Schlaf der anderen an sich. Wird der Ruf des Schnarchers allerdings erhört, etwa, indem er mehr Zärtlichkeit und Geborgenheit erfährt, dann kann sein Schrei aber auch verstummen. Er schnarcht nicht mehr.

ANHANG

Zwei Limericks über das Schnarchen

(1)

An intergalactic explorer
While sleeping, was such a loud snorer
Astronomers heard
her and wrongly inferred
A new radio-wavelength aurora!

(2)

There was a young man from Angora
Who married for richer or poorer.
He'd not been long wed,
When he fell out of bed,
And said: »Damn, I have married a snorer!«

Quellennachweise

1 http://www.schule-spreitenbach.ch/quak/schlaf.htm

2 http://www.niquette.com/books/sophmag/snore.htm

3 http://www.fullmoongraphics.com/New/loveyou/loveyou.html

4 http://208.27.35.250/verbiage/issue2/heart.html

5 CHEST 2000;118:210–213

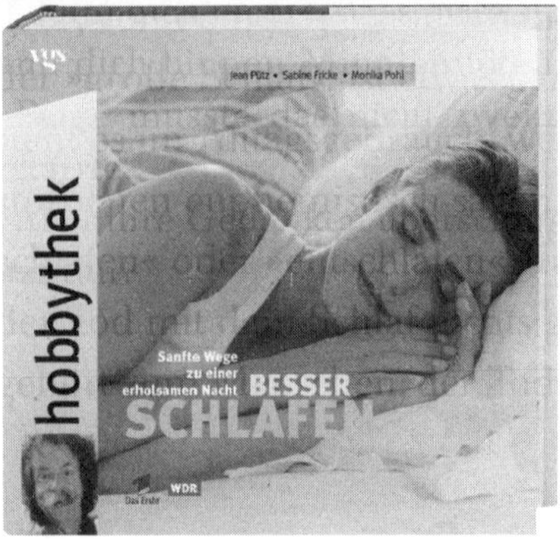

Jean Pütz / Sabine Fricke / Monika Pohl

Hobbythek
Besser schlafen

Tipps und Rezepte, um gesund ein- und durchzuschlafen

96 Seiten
ISBN 3-8025-6222-4

Viele Menschen – auch Kinder – leiden unter Schlafstörungen. Die Folgen: Übermüdung, Gereiztheit, eingeschränkte Lebensfreude – man fühlt sich wie gerädert. Schlafprobleme haben viele Ursachen, denen die hobbythek auf den Grund geht: von der falschen Matratze über Lärm und Elektrosmog bis hin zum Schnarchen oder ganz einfach Stress. Außerdem zeigen wir Ihnen, wie Sie mit der richtigen Ernährung zur rechten Zeit, beruhigenden Tees und Bädern sowie Entspannungsübungen problemlos ein- und tief durchschlafen können.